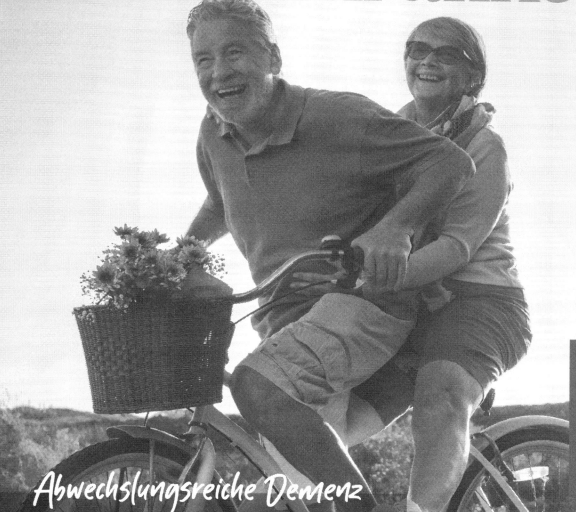

Spiele für Demenzkranke

Abwechslungsreiche Demenz Beschäftigungen einfach selbst gemacht

Alt im Glück

Copyright © 2021

Alle Rechte vorbehalten. Die Rechte des hier verwendeten Text-und Bildmaterials liegen ausdrücklich beim Verfasser. Eine Verbreitung oder Verwendung des Materials ist untersagtund bedarf in Ausnahmefällen der eindeutigen Zustimmung des Verfassers

Inhaltsverzeichnis

Einleitung — 7
Faszination Gehirn — 9
   Die Nonnenstudie — 10
   Bedürfnis nach Beschäftigung — 11
Effekt von Bewegung aufs Gehirn — 13
   Bewegung gegen Depression — 14
   Sport für das Selbstbewusstsein — 15
   Durchblutung für das Gehirn — 16
   Lebensqualität — 17
Wie können Spiele helfen? — 19
Voraussetzung für geeignete Spiele — 21
   Hobbys und Haushaltstätigkeiten — 22
Spiele — 25
   Bewegungsspiele — 27
   Brettspiele — 49
   Spiele mit Karten — 59
   Würfelspiele — 95
   Konzentrationsspiele — 113
   Basteln — 127
   Erinnerungs- und Wortspiele — 137
   Puzzles — 173
   Haptische Spiele — 181
   Sonstiges — 189
Schlusswort — 197

Einleitung

Wer einen demenzkranken Angehörigen hat oder selbst von der frischen Diagnose „Demenz" betroffen ist, stellt sich die Frage, wie die Denkleistung erhalten werden kann. Das Wissen darum ist in den letzten Jahren sehr gewachsen.

Mit dementen Menschen zu spielen, sie spielerisch zu aktivieren und sich mit ihnen in positiver Weise zu beschäftigen, lässt diese in mehrerer Hinsicht von der gemeinsamen Zeit profitieren. Durch die dabei empfundene Freude wird Vereinsamung und Depression entgegengewirkt. Die Denkaufgaben regen die Hirntätigkeit an und erhalten und erneuern die Synapsen. Bewegungsspiele und Spaziergänge trainieren die Muskeln, die Motorik und stärken die Durchblutung, was sich wiederum positiv auf die Gedächtnis- und allgemeine Hirnleistung auswirkt. Apathie und Lustlosigkeit wird entgegengewirkt und der allgemeine Verfall verlangsamt.

Gemeinsame Spiele sind gleichzeitig Sport, Gehirnjogging und Qualitätszeit, die mit den Angehörigen verbracht und genossen werden kann. Auch demente Menschen brauchen das Gefühl, aktiv am Leben teilzuhaben und selbstwirksam auf die Umwelt einwirken zu können. Sie als Angehörige/r oder als Pflegekraft haben einen großen Einfluss auf die Gegenwart und Zukunft des/der Demenzkranken. Durch Ansprache und Training kann der Krankheitsverlauf verzögert und der Zustand sogar wieder verbessert werden.

Wichtig ist, darauf zu achten, dass alle Spiele Spaß machen. Nicht jeder Mensch ist gleich. Am besten wird direkt gefragt, welche Spiele früher gerne gespielt wurden. Viele Brett- und Kartenspiele sind auch dement noch spielbar. Einige können leicht abgewandelt werden oder sind in abgewandelter Form käuflich zu erwerben.

Da die Spiele, die für Demenzkranke angeboten werden, oft recht teuer sind, bieten wir in diesem Ratgeber zahlreiche Bastelideen, wie Sie mit kleinem Geld und wenig Aufwand schöne Spiele basteln können. Sehen Sie unsere Spielanregungen als Grundideen und fühlen Sie sich frei, diese beliebig abzuwandeln, sodass es für Ihre/n Angehörige/n passend ist und Ihnen beiden Spaß macht.

Faszination Gehirn

Bis vor ein paar Jahrzehnten dachte man, dass das Gehirn sich bis zum Erwachsenwerden mit ca. 20 bis 25 Jahren noch entwickeln und es danach nur noch abbauen würde. Je mehr Hirnmasse und Verbindungen man bis dahin durch Lernen angelegt hätte, desto länger könnte man davon profitieren, aber ab diesem Zeitpunkt „geht es abwärts".

Erst mit dem Entdecken der sogenannten Plastizität, der Anpassungsfähigkeit des Gehirns an neue Reize, wurde klar, dass auch das ausgewachsene Gehirn sich beim Erlernen von neuen Fähigkeiten strukturell verändert. Die geforderten Hirnareale verdicken sich, es werden neue Verbindungen geknüpft, andere werden abgebaut.

Das Gehirn funktioniert ähnlich wie ein Muskel: Was nicht benötigt wird, wird abgeschafft. Nur was trainiert wird, bleibt erhalten. Dies ist eine wichtige Eigenschaft zum Überleben, denn das Gehirn ist ein Energiefresser. Es liefert nur ca. zwei Prozent unseres Gesamtgewichts und verbraucht 20 Prozent unserer Energie. Das sind bis zu 500 Kilokalorien am Tag! Damit wir uns dieses kostenintensive Organ leisten können, dürfen stets nur die direkt benötigten Hirnareale aktiviert sein und die Verbindungen nicht ins Unendliche wachsen.

Je häufiger eine Erinnerung verwendet wird, desto mehr Verbindungen gibt es zu ihr. Als Beispiel wird ein Handwerker stets das Wort „Mutter" parat haben für den kleinen Metallring mit den Ecken, der auf eine Schraube kommt. Menschen, die das Wort zwar kennen, aber nicht ständig verwenden, müssen eventuell kurz überlegen, ehe es ihnen einfällt. Ihre Datenstraße zu der Worterinnerung ist schlechter als bei einem Handwerker, der den Begriff täglich benötigt.

Die Hirnverbindungen werden mit Trampelpfaden, Straßen und Autobahnen verglichen. So wie eine Autobahn bei Nichtbenutzung nicht sofort verschwindet, so ist es in unserem Gehirn ebenfalls so, dass häufig verwendetes Wissen für „immer" abgespeichert ist. Auch nach langer Nicht-Verwendung können wir noch darauf zugreifen. Bei selten verwendetem Wissen kann die Erinnerung daran schneller verloren gehen. Oder genauer gesagt: kann der Zugriff auf die Erinnerung verloren gehen.

Ob Erinnerungen gelöscht werden können, ist noch nicht vollständig geklärt. Doch wir können den Zugang zu ihnen verlieren. Damit das nicht oder nicht so schnell passiert, hilft es, das Wissen wieder ins Bewusstsein beziehungsweise ins Arbeitsgedächtnis zu rufen. Möchten wir ein Musikinstrument weiterhin spielen können, müssen wir ab und an üben, ansonsten werden wir mit der Zeit schlechter. Möchten wir uns darin verbessern, müssen wir intensiver üben.

DIE NONNENSTUDIE

Das Interessante an der Plastizität ist, dass unser Gehirn sogar kranke Hirnareale überbrücken kann. Die Aufgaben und Erinnerungen werden auf andere Areale übertragen. Bei einer großangelegten Alzheimerstudie, die als „die Nonnenstudie" in die Wissenschaft einging, wurden seit 1986 nach ihrem Tod die Gehirne von 678 Nonnen untersucht. Der Epidemiologe David A. Snowdon, der die Untersuchung leitete, fand dabei heraus, dass geistig völlig gesunde, leistungsfähige Nonnen dennoch die Gehirne von Alzheimerpatienten haben konnten. Die Leistungstests zu Lebzeiten im Abstand von einigen Jahren und die Untersuchung der Gehirne waren verblüffend inkongruent. Da gab es beispielsweise den Fall der hochintelligenten Schwester Bernadette, die keinerlei Anzeichen von Demenz zeigte, deren Hirn von Plaques übersät war. Hätte nur ihr Gehirnbefund vorgelegen, wäre von schwerstem Alzheimer ausgegangen worden.

Die Studie zieht den Schluss, dass die Lebensweise, geistiges Interesse, stete Denkarbeit und ein geregelter, gesunder Lebenslauf wichtiger für die Denkkraft ist als ein gesundes Gehirn.

Im britischen Fachjournal „Lancet" wird in einem Artikel davon ausgegangen, dass ein Drittel der Demenzfälle vermieden werden könnte, würden die Risikofaktoren frühzeitig reduziert. Als wichtigste Risikofaktoren zählen Depression, Diabetes, Rauchen, Alkoholkonsum, Schlafmangel und mangelnde Bewegung. Jeder Mensch kann etwas für die eigene Hirngesundheit tun. Dass die Grundregeln für ein gesundes Gehirn dem ganzen Körper helfen, ist als praktischer Nebengewinn anzusehen.

Interessant ist, dass die Studie einen weiteren Risikofaktor nennt: eine gute Bildung. Je höher die Bildung, desto geringer ist die Wahrscheinlichkeit, an einer späteren Demenz zu erkranken. Damit decken sich die Aussagen des Lancet-Artikels mit jenen Schlussfolgerungen der Nonnenstudie. Interesse und Neugierde am Leben, lernen, sich Dinge einprägen und neue Fakten mit altem Wissen verknüpfen erhält unsere geistige Flexibilität. Dabei muss das Gehirn erst lernen, zu lernen. Je höher die Schulbildung ist, desto besser wurde es gelernt, neue Informationen einzufügen und sie sich zu merken. Dies kann aber in jedem Alter verbessert werden!

Bedürfnis nach Beschäftigung

Unser Gehirn langweilt sich schnell. Es ist immer auf der Suche nach neuen Reizen, nach etwas, was das Interesse erregt und uns beschäftigt. Das Bedürfnis nach Beschäftigung ist als eines von den fünf zentralen Bedürfnissen Demenzkranker anerkannt: Trost, primäre Bindung, Einbeziehung, Beschäftigung und Identität.

Wie wichtig Beschäftigung ist, können Sie an sich selbst beobachten, wenn Sie in einem Zustand des Nichtstuns gefangen sind und beispielsweise über Stunden auf etwas warten. Das Gehirn beginnt, auf den Mangel an Reizen mit Unwohlsein, mit Gereiztheit und Nervosität zu reagieren. Es sucht sich zwanghaft „etwas zu tun", was zu negativem Ausagieren, zu Unruhe und Aggressivität führt. Je angeregter das übliche Leben ist, desto schwerer fällt es dem Gehirn, sich in einem Zustand des Nichtstuns wohlzufühlen.

Im Alter und mit der Demenzerkrankung verlieren viele Menschen all ihre gewohnten Beschäftigungen: Sie gehen nicht mehr ihrer Arbeit nach, führen keinen eigenen Haushalt mehr, können ohne fremde Hilfe nicht mehr spazieren gehen, das Fernsehen fällt durch Schwerhörigkeit oder Sehbehinderung schwerer, Hobbys können nicht mehr ausgeübt werden … Dies ist ein tiefer Einschnitt. Nicht nur die Langeweile bildet dabei ein Problem, sondern auch der Verlust der Identität. Auf einmal ist man kein Taxifahrer mehr. Keine Reiterin. Hat keinen Hund mehr und die Kinder fragen nicht mehr, ob die Enkel zur Betreuung vorbeikommen dürfen.

Wird mit Demenzkranken gespielt, wird nicht nur das Bedürfnis nach Beschäftigung, sondern auch die nach Einbeziehung und Identität erfüllt. Die biografische Arbeit, das gemeinsame Basteln oder Singen bringt das Gefühl hervor, als menschliches Wesen wahrgenommen zu werden und etwas wert zu sein.

Das Bedürfnis nach Beschäftigung ist von Außenstehenden nicht immer leicht zu erkennen. Langeweile oder ein generelles Beschäftigungsdefizit kann sich nonverbal durch An-der-Kleidung-Herumnesteln, Sachen-Sortieren, In-den-Besitztümern-Herumkramen, Anderen-Hilfe-Anbieten oder An-dem-eigenen-Körper-Herumspielen (inklusive Kathetern, Tropfen etc.) ausdrücken. Je fitter ein Mensch noch ist, desto deutlicher kann er dabei ausdrücken, was er benötigt. Ein „Mir ist langweilig!" sollte ernst genommen werden, zumal die Langeweile auch den Umgang mit Demenzkranken aus den oben genannten Gründen schwieriger macht.

Effekt von Bewegung aufs Gehirn

Was schon länger vermutet wurde, wurde unter anderem durch die finnische FINGER-Studie belegt: Sport hilft dabei, Demenz zu vermeiden oder aufzuhalten. In gewissem Umfang kann durch die Aufnahme einer sportlichen Betätigung eine beginnende Demenz sogar umgekehrt werden: Das Gedächtnis wird wieder besser, die Konzentration erhöht sich erneut.

Dies liegt vor allem an der Ausschüttung des Brain-Derived Neurotrophic Factor (BDNF), eines Wachstumsfaktors. BDNF regt die Bildung neuer Verbindungen an. Damit ist es daran beteiligt, Erinnerungen zu bewahren und das Lernen neuer Informationen zu erleichtern. Darüber hinaus werden durch Sport leichter neue Synapsen gebildet, und es wachsen sogar zusätzliche Gehirnzellen.

Entzündungsreaktionen im Gehirn werden durch Sport reduziert, was einem Abbau von Gehirnzellen und Synapsen entgegenwirkt. Dies kann durch die Gabe von Omega-3-reichen Ölen (beispielsweise Leinöl oder Rapsöl) noch verstärkt werden. Die Empfehlung, häufiger Fisch zu essen, ist bei bestimmten Fischsorten durch die Quecksilberbelastung der Meere dagegen kontraproduktiv.

Bewegung tut auch dem Körper gut. Durch Sport werden die Muskeln, Bänder und Knochen gestärkt. Die Sturzwahrscheinlichkeit sinkt signifikant, während auf der anderen Seite durch die höhere Knochendichte und die stärkeren Muskeln das Verletzungsrisiko bei Stürzen sinkt. Etwaige Verletzungen heilen obendrein schneller aus. Dies ist für ältere Menschen sehr wichtig. Bei ihnen bedeutet ein Sturz mit Bruch oft den Start in ein Leben der Abhängigkeit. Während der

Heilungsphase verkümmern die ohnehin schon schwachen Muskeln weiter und am Ende steht der Rollstuhl. Dies sollte durch ein rechtzeitiges Muskel- und Gleichgewichtstraining vermieden werden.

Demenzerkrankungen bringen vordergründig keinen Abbau der körperlichen Leistungsfähigkeit. Wohl aber ist die Möglichkeit eingeschränkt, sich selbstgestaltet zu bewegen und zu trainieren. Dabei tut Bewegung nicht nur dem Bewegungsapparat gut, sondern auch dem Gehirn und dem psychischen Wohlbefinden.

Um die positiven Effekte von Bewegung auf Körper und Seele zu erleben, muss kein „echter Sport" getrieben werden. Auch Spaziergänge, Tanzen, Bewegungsspiele und Bewegungen im Alltag (häufiges Aufstehen, Treppen steigen …) helfen dabei. Optimal ist es jedoch, wenn die Person ungefähr jeden dritten Tag für mindestens 10 bis 20 Minuten einer Tätigkeit nachgeht, die zum Schwitzen und einem erhöhten Kreislauf führt. Dafür bietet sich für viele Menschen Radfahren als bekannte und beliebte Möglichkeit der Bewegung an. Auch Wassergymnastik ist beliebt und auch übergewichtig problemlos durchführbar.

Für alle positiven Effekte gilt: Auf die Regelmäßigkeit kommt es an! Einmal hier etwas Bewegung, dann wieder ein paar Wochen nichts, dann eine Radtour und ein Spaziergang und wieder zwei Wochen keine Bewegung – das bringt nichts für Gehirn und Körper. Der Körper passt sich erst dann einer Belastung an und wird stärker, wenn die Belastung regelmäßig erfolgt. Auch das Gehirn profitiert nur von regelmäßiger Bewegung und häufiger besserer Durchblutung.

Die Hirnverbindungen werden mit Trampelpfaden, Straßen und Autobahnen verglichen. So wie eine Autobahn bei Nichtbenutzung

Bewegung gegen Depression

Bei Bewegung werden Neurotransmitter ausgeschüttet, die Glücksgefühle auslösen. Bewegung ist direkt stimmungsaufhellend und hilft gegen Depressionen. Zieht sich ein Demenzkranker zurück und mag nicht mehr spazieren gehen oder an sportlichen Aktivitäten teilnehmen, sollte zuerst sanft herausgefunden werden, warum das so ist. Besteht die Angst, nicht mehr mithalten zu können? Oder ist es zu verwirrend und undurchschaubar geworden? Besteht die Angst, nicht zurückzufinden? Durch freundliche Fragen und offenes Zuhören, bei dem die Ängste und Befürchtungen ernst genommen und nicht abgewiegelt werden, können wichtige Informationen herausgefunden werden. Anschließend sollte eine sanfte Ermunterung folgen. Wenn Demenzkranke bemerken, dass sie nach wie vor sportlich aktiv sein können, dass ihre Erkrankung nicht das Ende der Bewegung ist, dann macht es vielen Menschen wieder große Freude.

Bewegung an der frischen Luft hilft zudem, den Vitamin-D3-Spiegel hochzuhalten, der ein wichtiger Faktor bei Depressionen ist.

Interessant in diesem Zusammenhang ist der Fakt, dass Depressionen und Stress das Gehirn schrumpfen lassen. Das bedeutet, dass eine Depression mehr ist als eine emotionale Verstimmung. Sie kann direkten Einfluss auf die geistige Leistungsfähigkeit haben. Schon aus diesem Grund muss sie ernst genommen und bei schwereren Depressionen unbedingt auch medikamentös behandelt werden.

Ist ein demenzkranker Mensch sehr apathisch, ist die Unterscheidung zwischen der Auswirkung der Demenz und einer Depression nicht immer leicht. Es lohnt sich, im Zweifel Fachpersonal hinzuzuziehen. Wird eine vorhandene Depression richtig behandelt, kann dies rasch zu einer verbesserten Lebensqualität und zu einem erleichterten Umgang für die Angehörigen führen. Mit steigendem Interesse an der Umwelt ist die Aktivierung und der Erhalt der Fähigkeiten erleichtert.

Sport für das Selbstbewusstsein

Wenn die geistigen Fähigkeiten nachlassen, tut dies oft auch das Selbstbewusstsein. Sport hilft dagegen. Den eigenen Körper zu trainieren

– auch wenn dies nur in Form eines Spazierganges stattfindet –, gibt dem Menschen das Gefühl der Selbstwirksamkeit über die eigene Bewegung wieder. Die körperliche Kraft stärkt das Gefühl von innerer Kraft.

Damit Sport eine Quelle der Freude sein kann, auch bei Unsicherheiten, sollten demenzkranke Menschen begleitet und abgesichert werden. Zum Beispiel kann man mit ihnen wandern gehen. Die Unternehmung führt in die Natur und bietet Gesprächsstoff, gleichzeitig ist Ihre Anwesenheit die Absicherung, dass auch wieder nach Hause gefunden wird. Dasselbe gilt fürs Schwimmen. Eine Schwimmbahn oder gar ein See kann bedrohlich groß erscheinen. Schwimmen Sie Seite an Seite, ist die Rückkehr gesichert und die demenzkranke Person kann sich entspannen und das Schwimmen genießen.

Durchblutung für das Gehirn

Sport fördert auch im Gehirn die Durchblutung. Das Gehirn wird leichter mit Sauerstoff und mit Nährstoffen versorgt. Giftstoffe werden schneller abtransportiert. Der Stoffwechsel im Gehirn wird durch die bessere Durchblutung angekurbelt und die Nervenzellen vernetzen sich stärker. Dieser Effekt von Sport auf das Gehirn führt bereits zu einem verlangsamten Abbau von Verbindungen und schützt vor Demenzerkrankungen beziehungsweise kann deren Verlauf abmildern.

Auf der anderen Seite kann eine schlechte Hirndurchblutung zu einer Reihe von Problemen führen. Dazu gehören das Gefühl, überfordert zu sein, eine schlechte Lern- und Gedächtnisleistung, Schwindel und Benommenheit, Persönlichkeitsveränderungen, gestörter Schlafrhythmus und allgemeine Gereiztheit.

Neben Sport ist für die gute Durchblutung auch ein ausreichend dünnes Blut vonnöten. Es sollte auf eine der Außentemperatur angepasste Flüssigkeitszufuhr von ca. 1,5 bis 2 Litern geachtet werden. Die meisten Senioren erreichen diese Menge nicht. Hier anzusetzen, kann viel für die Konzentration und das Gedächtnis tun.

LEBENSQUALITÄT

Bewegung erhöht die körperliche Kraft und damit das Wohlfühlen im eigenen Körper. Wird der eigene Körper als kräftig und mobil wahrgenommen, traut sich der Mensch mehr zu. Das ergibt eine Positivspirale, die selbstverstärkend ist.

Sich wohlzufühlen, keine schmerzenden Gelenke und kein (hohes) Übergewicht zu haben, das die Beweglichkeit einschränkt, und genug Kraft zu besitzen, um selbstständig aufstehen oder Treppen steigen zu können, dies alles erhält die Autonomie. Je mehr unternommen werden kann, desto mehr Eindrücke werden gesammelt und desto reicher fühlt sich das Leben an.

Ein pflegebedürftiger Angehöriger, der sich wohlfühlt, ist wesentlich leichter zu Spielen und Sport zu animieren als jemand, dem alles wehtut. In dieser Hinsicht ist auch interessant, dass bei Bewegung körpereigene Opiate ausgeschüttet werden. Man empfindet Schmerz als weniger schlimm und Wehleidigkeit geht zurück.

Wie können Spiele helfen?

Zu spielen ist ein Merkmal intelligenter Tiere – und neben den Menschen spielen nur wenige andere Tierarten ihr Leben lang. Unser Gehirn ist auf das Spielen ausgelegt. Spielerisch lernen wir am leichtesten, spielend knüpfen wir neue Freundschaften oder lösen Probleme.

Im Erwachsenenleben sinkt die Zeit, die wir in Spiele investieren können, aber der Spieltrieb kommt nie ganz zum Erliegen. Er kann jederzeit wieder zum Aufleben gebracht und die positiven Effekte der Spiele in das Leben geholt werden.

Spiele helfen demenzkranken Menschen, sich positiv mit ihren Mitmenschen auszutauschen, Erfolgserlebnisse zu haben und Freude an einer Tätigkeit zu empfinden. Gruppenspiele reduzieren die lähmende Einsamkeit, die Senioren oft befällt, wenn nach und nach die Ehepartner/innen, Geschwister und besten Freunde sterben oder sie sich nicht mehr treffen können. In Einrichtungen können die Gruppenspiele auch helfen, neue Freundschaften im Alter zu knüpfen.

Spiele holen die Erinnerungen an vertraute Handlungen, Orte und Personen zurück. Ganz ohne dass sich die/der Demenzkranke gezielt „erinnern muss". Das nimmt den Stress heraus. Für Menschen mit nachlassendem Gedächtnis ist es schön, nicht darauf gestoßen zu werden, sondern sich während des Spiels erinnern zu können. Und wenn die Erinnerung nicht kommen möchte, ist dies auch nicht schlimm.

Durch das Spielen werden Fähigkeiten wie Feinmotorik, Kommunikation, Wortschatz und die Konzentration verbessert und erhalten. Menschen mögen es, in etwas „gut zu sein". Das Spielen gibt ihnen die Gelegenheit dazu. Das Selbstvertrauen steigt, die Lebensfreude nimmt zu.

Spiele können auch Struktur in den Alltag bringen. Dafür sollte ein bestimmter Zeitrahmen täglich für das Spielen reserviert werden. Oder eine bestimmte Tätigkeit immer von einem kleinen Aktivierungsspiel begleitet werden. Lässt das Gehirn nach, ist das Resultat Verwirrung und Strukturlosigkeit im Denken. Äußere Struktur hilft, wieder einen festen Rahmen zu finden, in dem man sich sicher fühlt.

Voraussetzung für geeignete Spiele

Alle Spiele sollten dem noch vorhandenen Können der Mitspielenden angepasst werden. Sie dürfen und sollen herausfordernd sein und nicht zu leicht, auf der anderen Seite dürfen sie aber keinesfalls in die Überforderung führen.

Überforderung bei Spielen, besonders wenn sie sehr klar das Vergessen zeigen, führt bei den Mitspielenden zu Enttäuschung, Scham, Rückzug und Verweigern. Niemand möchte versagen und Demenzkranke bilden keine Ausnahme. Hier ist großes Fingerspitzengefühl gefragt, damit das Spiel aktiviert, fordert, Spaß macht und im machbaren Rahmen bleibt.

Unterforderung sollte genauso vermieden werden. Unterfordernde Spiele langweilen und sind kontraproduktiv.

Fehler, Regelbrüche oder ein Nicht-Hinbekommen sollten beim Spielen übergangen werden. Die Demenzkranken darauf aufmerksam zu machen, kann das Gefühl des sicheren Raumes und des Vertrauens erschüttern und zu Verweigerung bei weiteren Spielen führen.

In der Arbeit mit Demenzkranken ist jeder Tag anders. Was an einem Tag reibungslos läuft, funktioniert an einem anderen Tag überhaupt nicht. Geduld und Ruhe sind der Schlüssel. Es ist wichtig zu akzeptieren, dass es gute und schlechte Tage gibt, dass sich die Krankheit verschlimmern kann, aber auch, dass sich durch intensive Beschäftigung Verbesserungen einstellen können und damit die bisherigen Spiele zu leicht und langweilig werden. Die Spiele müssen immer dem jeweiligen Stand der Erkrankung angepasst und nachjustiert werden.

Das Wichtigste beim gemeinsamen Spielen bleibt der Spaß. Möchte eine demenzkranke Person ein Spiel nicht oder plötzlich ein vormals beliebtes Spiel nicht mehr spielen, dann sollte dem Rechnung getragen werden. Die Entscheidung für oder gegen ein Spiel sollte von dem/der Patient/in getroffen werden dürfen.

Auch in der Erinnerungsarbeit muss darauf geachtet werden, dass sich nicht alle Menschen gleichermaßen an alles erinnern möchten. Manch eine ehemalige Hausfrau ist froh, die Wäsche und die Kocherei los zu sein. Und viele freut es, dass sie ihren Beruf nicht mehr ausüben müssen. Hier sollte auf andere Erinnerungen zurückgegriffen und genau hingehört werden, ob mit Eifer davon erzählt wird.

Erinnerungen müssen nicht positiv sein. Auch von negativen Erinnerungen zu erzählen und diese damit aufzuarbeiten, kann guttun. Wichtig ist, dass die demenzkranke Person darüber reden möchte.

Hobbys und Haushaltstätigkeiten

Wohnt der oder die Demenzkranke in einem Haushalt mit Angehörigen und möchte er oder sie im Haushalt helfen, ist dies eine schöne Möglichkeit, Selbstwert und Motorik zu erhalten. Durch die Aufgaben fühlt sich die erkrankte Person gewürdigt und in das gemeinsame Leben eingebunden. Ganz nebenbei werden körperliche Fähigkeiten erhalten. Natürlich darf dies nur im gesicherten Rahmen geschehen und Verletzungen an zum Beispiel scharfen Gegenständen müssen durch Vorabmanagement vermieden werden. Auch gröbere Arbeiten wie die Gartenarbeit sollten nur unter Aufsicht und mit wachem Auge auf eine mögliche Überforderung zugelassen werden.

Gemeinsames Backen und Kochen, baden gehen, mit den Enkelkindern spielen, im Sommer grillen oder Früchte zu Marmelade verkochen und die fertigen Marmeladegläser an Bekannte verschenken – das alles bietet Beschäftigungsmöglichkeiten, die sich wie natürlich in den Alltag eingliedern lassen und allen Freude machen. Wie wäre es, die Weihnachtskekse unter Anleitung der alternden Oma zu backen? Das

Rezept wurde in ihrem Leben über Jahrzehnte verwendet und noch immer kann sie es im Schlaf aufsagen.

Mit ein bisschen Hilfestellung ist noch lange der Anschein eines normalen Lebens möglich. Je aktiver es gestaltet wird, desto weniger wird der demenzkranke Angehörige zudem eine Last, da die größere Selbstständigkeit in allen Bereichen hilft.

Eine weitere Möglichkeit, um Freude und Lebensqualität zu erhalten, ist das Nachgehen von Hobbys. Viele Hobbys können abgewandelt und für Demenzkranke möglich gemacht werden. War er oder sie früher zum Beispiel mehrmalige/r Hundebesitzer/in, könnte ein Hund, der einmal in der Woche für ein paar Stunden von Ihnen gemeinsam betreut wird, Wunder wirken. Oder Sie gehen zusammen mit einem Tierheimhund spazieren. Auch Motive wie ein Brotbrettchen in Hundeform oder Poster können das Hobby in den Alltag hereinholen, ohne dass es dafür noch aktiv ausgeführt werden muss. Gleichzeitig bietet es eine stete Quelle für positive Erinnerungen und für Kurzaktivierungen im Alltag.dazu. Das Selbstvertrauen steigt, die Lebensfreude nimmt zu.

Spiele können auch Struktur in den Alltag bringen. Dafür sollte ein bestimmter Zeitrahmen täglich für das Spielen reserviert werden. Oder

Spiele

Die nachfolgenden Spiele sind in Oberkategorien sortiert. Nach einer kleinen Einführung finden Sie eine Übersicht über das jeweilige Spiel mit Materialaufwand, ungefähren Kosten, ungefährem Zeitaufwand und dem Nutzen des Spiels sowie der optimalen Personenanzahl. Viele der Gruppenspiele sind auch zu zweit spielbar, insbesondere mit voranschreitender Demenz, wenn Spiele mit Wettbewerbscharakter überfordernd werden und nicht mehr genossen werden können.

Die Spiele können in den jeweiligen Formen gespielt oder individuell abgewandelt werden. Es gibt kein Richtig oder Falsch, solange es allen Beteiligten Spaß macht. Probieren Sie verschiedene Spiele und Spielarten aus. Notieren Sie sich, auf welche Spiele besonders positiv reagiert wird. Fragen Sie nach, ob ein bestimmtes Spiel gefällt oder nicht. Und solange es möglich ist, lassen Sie Ihre demenzkranken Angehörigen entscheiden, welches Spiel sie spielen möchten. Lassen Sie sie beispielsweise wählen, indem Sie mehrere verschiedene Arten von Spielen zur Auswahl anbieten: „Möchtest du Memory spielen? Oder mit mir spazieren gehen? Oder basteln?"

Die eigenständige Entscheidung über den Zeitvertreib gibt bereits ein positives Gefühl für die kommende Spielstunde.

Bewegungsspiele

Bei den Bewegungsspielen muss sehr auf das jeweilige Können geachtet werden, damit es allen Beteiligten Spaß macht. Sie dürfen anstrengend sein, sollten jedoch nicht überfordern. Besonders ist auf die Sturzprophylaxe und geeignetes Schuhwerk zu achten.

Bei Bewegungsspielen ist eine Mischung aus Kraftübungen und Ausdauer„training" ideal, um die Beweglichkeit, die Kraft und das Herz-Kreislauf-System in Schwung zu halten.

Tanzstopp

Beim Tanzstopp wird Musik gespielt und die Senioren tanzen dazu. Die Musik wird gestoppt und alle müssen anhalten und still verharren, bis die Musik weitergespielt wird. Entgegen dem Partyspiel für Kinder sollte bei den Senioren das Stillstehen nicht in der jeweiligen Position stattfinden müssen, da dies zu überfordernd für das Gleichgewicht sein könnte.

Tanzstopp ist ein einfaches Spiel, das ohne große Vorbereitung und fast ohne Equipment gespielt werden kann. Es funktioniert in der Turnhalle oder im Freien und eignet sich besonders gut für größere Gruppen von Senioren. Auch mit Familienangehörigen oder Kindern kann das Spiel zusammen gespielt werden. Da die Bewegungen an das Können der Senioren angepasst werden können, eignet es sich für viele Stadien.

Bei diesem Spiel darf ruhig richtig ins Schwitzen gekommen werden! Die Kleidung sollte daran angepasst nicht zu warm sein und Bewegungen in alle Richtungen erlauben.

- » **BENÖTIGTES MATERIAL:** Radio, Handy oder Musikinstrument
- » **BUDGET:** 0 €
- » **SPIELZEIT:** variabel, bis zu einer halben Stunde
- » **VORBEREITUNGSZEIT:** < 5 Minuten
- » **PERSONENANZAHL:** Gruppenspiel > 3
- » **WIRKUNG:** Erhöht beziehungsweise erhält die Kondition und die Beweglichkeit, je nach Variante auch das Gleichgewicht.

Durchführung:

Die Gruppenmitglieder stellen sich in einen Halbkreis auf, dann wird die Musik gestartet. Anfangs können ein paar Aufwärmübungen durchgeführt werden wie zum Beispiel auf der Stelle marschieren und mit den Armen schwingen. Schon während der Aufwärmübungen wird das Anhalten beim Stopp der Musik geübt. Anschließend können Sie ein paar leichte Tanzbewegungen vormachen und zum Nachmachen animieren oder die Gruppenmitglieder dürfen sich völlig frei bewegen. Das sollte von den physischen und psychischen Kapazitäten der Gruppenmitglieder abhängig gemacht werden.

Das Spiel soll Spaß an der Bewegung bringen und alle gleichermaßen fordern. Je nach Gruppenzusammensetzung kann das bedeuten, dass bei einem Weitertanzen nach Musikstopp die Person für den Rest der Übung ausscheidet oder dass es lockerer gesehen wird und alle bis zum Ende mitmachen. In den meisten Fällen wird die zweite Lösung die bessere sein.

Variationen:

Alternativ zum freien Tanzen können auch Bewegungen vorgegeben werden wie Klatschen, Stampfen, Winken oder Gehen und Marschieren. Wenn die Gruppenmitglieder noch fit genug sind, kann auch mit Bewegungen aus dem Tierreich („Wie läuft ein Huhn?") oder aus bekannten Berufen („Wie macht ein Holzfäller?") gearbeitet werden. Für Gehbehinderte bieten sich Bewegungen mit den Armen an.zum Nachmachen animieren oder die Gruppenmitglieder dürfen sich völlig frei bewegen. Das sollte von den physischen und psychischen Kapazitäten der Gruppenmitglieder abhängig gemacht werden.

Gleichgewichtsübungen

Das Gleichgewicht ist gerade im Alter wichtig. Wenn die Muskelkraft nachlässt und die Schritte unsicherer werden, passieren häufiger Stürze, die schlimmer ausgehen als bei jungen Menschen. Hüft- oder Oberschenkelhalsfrakturen sind bei älteren Menschen komplizierte Verletzungen, die durch die lange Bettlägerigkeit in einem Teufelskreislauf die Gleichgewichtsfähigkeit und die Muskelkraft rapide schwinden lassen. Damit es gar nicht so weit kommt, sollten regelmäßig Muskelkraft und Gleichgewicht trainiert werden. Das geht mit einigen einfachen Übungen, die weder eine Vorbereitungszeit noch komplexe Bewegungen benötigen. Nach einem leichten Aufwärmen kann direkt gestartet werden. Schön ist es, die Übungen mit Musik zu unterlegen oder – je nach vorhandenen Fähigkeiten – mit kleinen Rechenaufgaben zu begleiten.

- » **BENÖTIGTES MATERIAL:** Stühle, eventuell Musikgerät
- » **BUDGET:** 0 €
- » **SPIELZEIT:** ca. eine Viertelstunde
- » **VORBEREITUNGSZEIT:** 0 Minuten
- » **PERSONENANZAHL:** Gruppenspiel mit 2, 4 oder 6 Personen
- » **WIRKUNG:** Verbessert das Gleichgewicht und die Kraftund Koordination in den großen Muskelgruppen von Beinen und Gesäß. Gleichgewichtsübungen helfen außerdem gegen Altersschwindel.

Durchführung:

Trainiert wird mit einem Partner/einer Partnerin. Das sollte vor Beginn der Übung besprochen und die Paare bestimmt werden. Begonnen wird mit einigen leichten Aufwärmübungen für die Beine. Das kann Im-Kreis-

Gehen oder Stampfen sein. Auch im Sitzen mit den Beinen strampeln ist dafür geeignet.

Nach dem Aufwärmen werden drei Übungen in Folge durchgeführt:

1. Langsam vom Stuhl erheben. Je nach Fähigkeit ohne die Hände zum Abstützen zu benutzen. Dies trainiert die Oberschenkel- und Hüftmuskulatur sowie das Gesäß. Je langsamer es ausgeführt wird, desto anstrengender ist es. Hier müssen die Gruppenleiter beim Anleiten die individuelle Fitness und das Gewicht der Gruppenmitglieder beachten.

2. Die Gruppenmitglieder stellen sich mit ihrem Partner/ihrer Partnerin gegenüber auf und fassen sich bei den Händen. Abwechselnd stellt man sich auf die Zehenspitzen, während die andere Person dabei hilft, das Gleichgewicht zu halten. Diese Übung ist anspruchsvoll für das Gleichgewicht und trainiert die Wadenmuskulatur und die Oberschenkelrückseite.

3. Beide Partner heben ein abgewinkeltes Bein an, während sie sich gegenseitig halten. Bei dieser Übung werden das Gleichgewicht und die Oberschenkelmuskulatur trainiert.

Variationen:

Je nach geistiger Fitness können die Übungen mit (sehr) leichten Matheaufgaben angesagt werden. Dafür bekommen sie Nummern von 1 bis 3.

Beispiel:

Gruppenleiter: „Wie viel ist 4 – 2?"

Gruppenmitglieder stellen sich auf die Zehenspitzen

Bewegungslieder

Bewegungslieder liefern die Anleitung zu den durchzuführenden Bewegungen bereits im Liedtext. Die Senioren tanzen die Lieder mit. Je nach Rüstigkeit der mittanzenden Senioren werden die Tänze im Stehen oder im Sitzen durchgeführt.

Für den oder die Gruppenleiter/in ist die Durchführung einfach und schnell zu bewerkstelligen, da es kaum Vorbereitungszeit in Anspruch nimmt. Bis auf eine Möglichkeit, Musik abzuspielen oder zu machen, und ein paar Sitzmöbeln wird nichts benötigt. Es gibt Bewegungslieder bereits fertig als CD oder Download zu erwerben.

- » **Benötigtes Material:** Radio, Handy oder Musikinstrument
- » **Budget:** 0 bis 15 € (kostenlose gute Bewegungslieder sind auf YouTube, Vimeo etc. zu finden)
- » **Spielzeit:** variabel, bis zu einer halben Stunde
- » **Vorbereitungszeit:** < 5 Minuten
- » **Personenanzahl:** Gruppenspiel > 3
- » **Wirkung:** erhöht beziehungsweise erhält die Kondition und die Beweglichkeit sowie die Koordinationsfähigkeit gegen Altersschwindel.

Durchführung:

Bei den Bewegungsliedern wärmen sich alle vorher kurz auf. (Einige Lieder beinhalten dies ebenfalls.) Es wird angekündigt, wie viele Strophen das Lied hat und welche Bewegungen durchgeführt werden. Die Bewegungen werden alle einmal vorgemacht und die Gruppenmitglieder üben sie kurz ohne Musik.

Anschließend wird das Lied gestartet und die Gruppenmitglieder tanzen die im Liedtext vorgegebenen Bewegungen mit. Wird das Lied von Band gespielt, hat dies den Vorteil, dass man den Gruppenmitgliedern unterstützend zur Seite stehen und auch selbst die Bewegungen vorturnen kann. Ein visueller Stimulus animiert stärker zum Mitturnen als lediglich die die verbalen Ansagen. Wird das Lied selbst gesungen und von einem Instrument begleitet, ist es praktisch, wenn man zu zweit ist und eine Person musiziert, die andere tanzt.

Variationen:

Die möglichen Variationen hängen stark von den noch vorhandenen geistigen Fähigkeiten der Gruppenmitglieder ab. Wird selbst musiziert, kann die Ansage der nächsten Bewegung an die Gruppenmitglieder weitergegeben werden. Reihum sagt jede/r, was der nächste Tanzschritt ist.

Eine leichte Variation sind Choreografien zu einfachen Schlagern. Diese müssen von dem oder der Gruppenleiter/in vorgetanzt werden und sollten nicht zu komplex gestaltet werden. Je näher sie an den Liedtext angelehnt sind, desto leichter sind sie zu merken und nachzumachen.

Aromaspaziergang

Gerüche sind der direkte Schlüssel zu unseren Erinnerungen. Oft so direkt, dass wir die aufkommenden Erinnerungen gar nicht benennen können. In vielen Gemeinden gibt es öffentliche Kräutergärten und in Seniorenwohnheim-Anlagen findet man manchmal/oft/häufig sogenannte Gerontogärten, in denen verschiedene aromatisch duftende Kräuter stehen. Ein Aromaspaziergang bietet die Chance, sich ganz auf den Geruchssinn zu konzentrieren. Je nach geistiger Fähigkeit können die einzelnen Gerüche benannt werden oder es werden nur die unterschiedlichen Eindrücke genossen. Viele Kräuter haben über ihren Geruch einen direkten Einfluss auf unser Wohlbefinden. Zum Beispiel wirkt der Lavendelduft entspannend und beruhigend, Melisse desgleichen, während Minze anregt und Zitrusduft (zum Beispiel auch als Zitronenmelisse) antidepressiv wirkt.

Lassen die kognitiven Fähigkeiten nach, bestehen noch immer die Gefühle und es kann trotzdem ein tiefes Wohlgefühl empfunden werden. Die angenehme Anregung des Geruchsinns macht glücklich und ist daher auch im fortgeschrittenen Stadium der Demenz empfehlenswert.

- » **BENÖTIGTES MATERIAL:** Kräutergarten
- » **BUDGET:** 0 €
- » **SPIELZEIT:** solange Zeit besteht
- » **VORBEREITUNGSZEIT:** 0 Minuten
- » **PERSONENANZAHL:** 1 bis 3
- » **WIRKUNG:** aktiviert Erinnerungen, beeinflusst positiv durch die Aromen, stärkt durch den Aufenthalt im Freien und die Entspannung das Immunsystem

Durchführung:

Wählen Sie für einen Aromaspaziergang einen warmen, sonnigen Tag. Am intensivsten duften die Kräuter gegen Mittag. Nachmittags verlieren sie etwas an ihrer Kraft. Da oft der Geruchssinn im Alter nachlässt, sollte die Tageszeit daher mit berücksichtigt werden.

Der Spaziergang sollte in aller Ruhe stattfinden. Ziel ist nicht die körperliche Bewegung, sondern die Wahrnehmung der verschiedenen Düfte. Bleiben Sie vor den einzelnen Kräutern stehen, versuchen Sie, die Aromen in der Luft zu erschnuppern. Anschließend reißen Sie ein einzelnes Blatt ab und verreiben es zwischen den Fingern. Geben Sie ein Blatt an die Patientin/den Patienten und lassen Sie sie/ihn ebenfalls das Blatt zerreiben, falls das körperlich noch möglich ist. Genießen Sie beide die intensiven Aromen des zerriebenen Blattes. Unterhalten Sie sich darüber, ob der Geruch bekannt ist, ob es ein Küchengewürz oder ein Heilkraut ist und wofür man es einsetzen kann oder wofür der Patient/die Patientin es bereits eingesetzt hat. Vielleicht wurde früher gerne gekocht? Was waren die Lieblingsgewürze? Lassen sie sich in dem Kräutergarten finden? Und wenn ja, wer entdeckt oder erschnuppert sie zuerst? Gab es Kräuter, die gar nicht gemocht wurden? Wenn ja, warum nicht? Wurden sie trotzdem verwendet oder weggelassen?

Durch die Anregung mit den Gerüchen fließen die Erinnerungen leichter. Der Zugang ist einfacher und die Unterhaltung kann Sachen zutage bringen, die schon lange verschüttet waren.

Variationen:

1. Anlegung eines Kräutergartens

Das eigene Anlegen eines Kräutergartens kann für fittere Senioren eine große Freude sein. Noch schöner wird es, wenn mit den gezogenen Kräutern gekocht wird. In Einrichtungen bereichert ein Kräutergarten alle Bewohner. Sei es, dass sie sich darin still auf eine Bank setzen und den Duft genießen oder sich freuen, etwas aktiv zu tun zu haben und die Verantwortung genießen, den Garten zu pflegen.

2. Pflücken von Kräutern in der Natur

Wohnen Sie ländlich oder sind Ausflüge in die Natur möglich, können Sie mit der demenzkranken Person auch wilde Kräuter sammeln gehen. Vielerorts wachsen bekannte Küchenkräuter wie Oregano, Minze oder Thymian wild. Die Wildkräuter haben einen noch intensiveren Duft als die Zuchtversionen. Hinzukommt die Freude des Findens und Aufstöberns.

Bei dieser Art Beschäftigung mit den Kräutern fällt etwas Vorarbeit an, da Sie geeignete Orte heraussuchen müssen. Nicht jeder Ort ist zu Fuß schnell und leicht zu erreichen und trotzdem weit genug von einer Hauptstraße abgelegen, dass die Kräuter unbesorgt gesammelt werden können.

Für Menschen, die in ihrer Jugend gerne draußen waren, ist diese Art von Ausflügen aber eine wunderbare Abwechslung und eine schöne Gelegenheit, von vergangenen Ausflügen zu schwärmen.

Waldspaziergang

Der „Waldspaziergang" ist ein Indoor-Spiel, das Bewegung mit Erinnerungen verknüpft. Es regt die Fantasie mit den anfänglich noch vorgegebenen Bewegungen an. Je nach Fitness der Gruppenmitglieder kann nach einer Einleitung den Mitmachenden die Überlegung zu passenden Bewegungen überlassen werden oder sie werden weiterhin vorgegeben.

Da das Spiel auch im Sitzen gespielt werden kann, ist es für körperlich unfitte oder gleichgewichtsgestörte Menschen ebenfalls geeignet. Es werden weder Equipment noch eine Vorbereitungszeit benötigt. Das Spiel ist jederzeit und spontan spielbar. Es macht in Gruppen am meisten Spaß, kann aber auch zu zweit gespielt werden.

- » **Benötigtes Material:** eventuell Stühle
- » **Budget:** 0 €
- » **Spielzeit:** variabel, bis zu einer halben Stunde
- » **Vorbereitungszeit:** 0 Minuten
- » **Personenanzahl:** Gruppenspiel bis ca. 5 Personen
- » **Wirkung:** aktiviert Erinnerungen, erhält körperliche Beweglichkeit

Durchführung:

Beim Waldspaziergang sitzen oder stehen die Mitglieder in einem Halbkreis um die erzählende Person (Gruppenleiter/in) herum. Sobald die Geschichte startet, werden alle erwähnten Aktivitäten physisch nachgespielt:

„Wir gehen los in den Wald ..."

Alle stampfen mit den Füßen oder marschieren auf der Stelle.

„... und dort lauschen wir den Vögeln."

Alle legen eine Hand hinters Ohr.

„Auf dem Weg ist eine Pfütze, wir steigen über sie/hüpfen herüber."

Alle machen einen großen Schritt oder heben die Beine, wenn sie sitzen.

Die Geschichte kann so weit ausgedehnt werden, wie es die Konzentration der Gruppenmitglieder zulässt. Es kann auch mit realen Komponenten kombiniert werden. Zum Beispiel kann an einem Waldkiosk etwas zu essen oder zu trinken gekauft werden, was dann real verteilt wird.

Sind die Gruppenmitglieder körperlich noch recht fit, kann der Waldspaziergang auch für eine spielerische Runde Gymnastik genutzt werden. Dafür kann in der Geschichte ein Trimm-dich-Pfad besucht werden, wie er besonders in den 70ern in Wäldern angelegt wurde, oder der Weg kann durch umgestürzte Bäume oder ähnliche Hindernisse verlegt sein, die überwunden werden müssen.

Variationen:

Eine schöne Möglichkeit für Abwechslung ist eine vorangehende kurze Gesprächsrunde, in der alle Teilnehmer/innen von ihren Lieblingsspazierorten erzählen dürfen. Anschließend wird ein Thema aufgegriffen und es wird „losmarschiert". Mögliche Themen wären Spaziergänge am Strand, in den Bergen, in der Stadt, durch einen Zoo oder einen Park. Je nach gewähltem Thema gibt es eine Vielzahl möglicher Tätigkeiten, die nachgespielt werden können: Muscheln sammeln, Steine ditschen lassen, klettern, Tee in einem Café trinken, einem Zug nachwinken, die Tiere im Zoo nachmachen, picknicken ... Wichtig ist es, auf allgemein bekannte Themen zurückzugreifen, die allen etwas sagen. Je mehr Gruppenmitglieder sich damit identifizieren können, desto mehr Spaß macht es allen.

Schwungtücher

Schwungtücher machen Spaß und sind in kleiner Ausführung auch für Gymnastik im Sitzen geeignet. Während sie im Stehen stark das Gleichgewicht trainieren und für körperlich eher unfitte Senioren leicht überfordernd sein können, sind sie im Sitzen ein gutes Training für die Armkoordination und nebenbei für die Schultermuskulatur. Sie bringen Bewegung in Schultern, Handgelenke und Ellenbögen und halten diese geschmeidig.

Schwungtücher sind unkompliziert und kostengünstig selbst zu nähen und damit für alle nutzbar, ob zu Hause oder im Heim. Das Schönste an Schwungtüchern ist, dass sie das Gruppenzugehörigkeitsgefühl stärken, da für koordinierte Bewegungen aktiv zusammengearbeitet werden muss.

- » **BENÖTIGTES MATERIAL:** ein alter Regenschirm, ein ca. 2,6 bis 2,8 m langes, 2 cm dickes Band, Nadel und Faden
- » **FÜR VARIATIONEN** leichter Stoffball
- » **BUDGET:** ca. 5 €
- » **SPIELZEIT:** ca. 15 Minuten
- » **VORBEREITUNGSZEIT:** ca. 1 Stunde
- » **PERSONENANZAHL:** 4 bis 8 Personen
- » **WIRKUNG:** trainiert die Beweglichkeit und Kraft der Arme, erhöht die Koordination und fördert die Kommunikationsfähigkeit sowie den Teamgeist

Bastelanleitung:

Bastelanleitung: Für ein Schwungtuch benötigen Sie einen alten Regenschirm, aus dem Sie das Gestände entfernen. Anschließend schneiden Sie das Band in ca. 33 bis 35 cm lange Stücke und nähen diese als Handschlaufen an die kleinen Schlaufen des Schirms. Dafür ziehen Sie das Band durch die kleinen Schlaufen und verbinden die Enden. So ist ein kleines Schwungtuch denkbar einfach und in kurzer Zeit selbst hergestellt.

Durchführung:

Jede Person ergreift ein bis zwei Schlaufen, je nach Gruppengröße. Angefangen wird mit kleinen Lockerungsübungen, die die Arme und die Koordination auf schwierigere Aufgaben vorbereiten. Dafür ist das Ziel, das Schwungtuch in Bewegung zu versetzen, aber ohne zusätzliche Schwierigkeit. Wenn alle sich daran gewöhnt haben, wie das Schwungtuch zu bedienen ist, können zusätzliche Herausforderungen eingebaut werden. Beispielsweise eine Welle mit dem Tuch zu erzeugen oder es in die Höhe fliegen zu lassen. Dafür müssen alle Teammitglieder zusammenarbeiten.

Variationen:

Eine schöne Variation ist das Spiel mit einem Stoffball, der auf das Schwungtuch gelegt wird. Er darf während des Spiels damit nicht herunterfallen. Er kann zum Beispiel zu den einzelnen Gruppenmitgliedern hingerollt werden oder auch ein kleines Stückchen in die Höhe geschossen und wieder aufgefangen werden.

Natürlich können Schwungtücher auch in Bewegungsgeschichten oder -lieder mit eingebaut werden und den Spaßfaktor erhöhen.

Fußballspiel

Fußball im Sitzen ist ein tolles Spiel, um die Koordination der Beine zu erhalten. Es kann mit zwei Mannschaften als Wettbewerb gespielt werden oder als bloße Koordinationsübung in einem einzigen Team. Welche Variante besser ist, richtet sich nach den schwächeren Gruppenmitgliedern. So oder so stärkt es den Zusammenhalt und hilft mit dem Mannschaftsgefühl gegen die Einsamkeit.

Falls ehemalige Fußballspieler/innen mit in der Gruppe sind, können diese gebeten werden, ein bisschen Ballbeherrschung zu zeigen. Das bringt Abwechslung herein und gibt der Person Stolz und Würde.

- » **BENÖTIGTES MATERIAL:** 1 bis 2 Fußbälle, Stühle
- » **BUDGET:** ca. 10 bis 20 € für die Fußbälle
- » **SPIELZEIT:** ca. 30 Minuten
- » **VORBEREITUNGSZEIT:** ca. 10 Minuten
- » **PERSONENANZAHL:** 6 oder 8 Personen
- » **WIRKUNG:** erhält die Beweglichkeit der Beine, trainiert leicht die Oberschenkelmuskulatur, lockert die Hüfte und stärkt die Koordination

Durchführung:

Variante 1: Mit Wettbewerb

Acht Stühle werden in zwei Reihen gegenübergestellt, sodass auf jeder Seite vier Personen sitzen. Zwischen den beiden Reihen muss ausreichend Platz sein, damit sich die Teams nicht ins Gehege kommen. Dann wird an einem Ende an beide Teams jeweils ein Fußball ausgeteilt und auf den Startpfiff hin werden die Bälle nur mit den Füßen von einem Ende der Reihe zum anderen durchgegeben. Schießen ist verboten, die Bälle müssen jede Person passieren, damit alle den gleichen Nutzen von der

Übung haben. Die Mannschaft, deren Ball als Erstes am Ziel ist, gewinnt. Die Runden können verlängert werden, indem der Ball mehrfach die Reihe hinauf- und heruntergegeben werden muss, bis das Ziel erreicht ist.

Variante 2: Ohne Wettbewerb

Sechs bis acht Stühle werden in einem Kreis aufgestellt und ein einzelner Ball wird zu der ersten Person gegeben. Reihum wird solange gespielt, bis jede Person einmal den Ball hatte und der Kreis sich schließt.

Alternativ kann im Kreis der Ball auch sternförmig hin- und hergeschossen werden, wenn dafür die Koordination aller Teilnehmer/innen noch ausreicht.

Variationen:

Das ganze Spiel funktioniert natürlich auch mit anderen Gegenständen oder als Variante von Handball. Dabei sollten die Personen den Ball beispielsweise mit der rechten Hand vom Nachbarn annehmen, ihn in ihre eigene linke Hand wechseln und ihn mit links an die Nachbarin weitergeben. Auf diese Weise wird die Koordination zwischen den Hirnhälften angeregt. Das kann mit mehreren Bällen pro Team gespielt werden. Welches Team als Erstes alle Bälle am Ziel hat, gewinnt.

Laurentia (im Sitzen)

Das klassische Bewegungslied „Laurentia, liebe Laurentia mein" ist allseits bekannt und wird in der normalen Version mit einem Knicks bei jeder Erwähnung des Namens gespielt. Für Senioren ist dies eher ungeeignet, aber es ist problemlos zu einem Sitzspiel abzuwandeln. Dabei können auf spielerische Weise Arme und Beine trainiert werden. Die verwendeten Bewegungen sind nur durch die Grenzen der Kreativität und der Beweglichkeit der Mitmachenden bestimmt. Das heißt, das Spiel kann beliebig abgewandelt und angepasst werden, wie es gerade Spaß macht und angemessen für die Gruppe ist. So kann auch zwischen Kraft- und Koordinationstraining gewechselt werden.

- » **Benötigtes Material:** Musikgerät (Handy, CD-Player), Stühle
- » **Budget:** 0 €
- » **Spielzeit:** ca. 15 Minuten
- » **Vorbereitungszeit:** ca. 0 Minuten
- » **Personenanzahl:** Gruppenspiel, unbegrenzt
- » **Wirkung:** erhält die Beweglichkeit der Hüfte, der Beine und der Arme, trainiert die Oberschenkel- und die Armmuskulatur, ist eine Kombination aus Kraft- und leichtem Ausdauertraining

Durchführung:

Vor Start des Liedes wärmen sich alle durch leichte Bewegungen mit Armen und Beinen auf, damit die Muskeln auf Betriebstemperatur kommen. Das reduziert die Wahrscheinlichkeit von Muskelkater. Anschließend werden kurz die Bewegungen vorgeführt und geübt, die im Lied verwendet werden. Danach geht es los.

Mögliche Bewegungen, die statt der Kniebeuge verwendet werden können, sind:

- Beine anheben
- Beine nach vorne ausstrecken
- Arme nach vorne oder oben heben
- Ellenbogen nach oben heben
- in die Luft boxen
- klatschen

Wird das Anheben der Beine gewählt, sollte beachtet werden, dass das eine schon relativ intensive Kraftübung für die Oberschenkelvorderseite darstellt. Es muss ausprobiert werden, wer wie weit mitmachen kann, ehe die Kraft nachlässt.

Variationen:

Mehrere statt nur einer Bewegung führen zu mehr Abwechslung. Möglich wären zum Beispiel verschiedene Bewegungen je nach genanntem Wochentag. Das trainiert zusätzlich das Kurzzeitgedächtnis, weil sich die Mitmachenden die Abfolge merken müssen.

Natürlich kann das Spiel auch im Stehen durchgeführt werden. Anstelle der herausfordernden Kniebeugen bieten sich hier ebenfalls Ersatzübungen an. Zum Beispiel können große Schritte zur Seite gemacht werden. Oder alle stellen sich im Kreis auf und machen abwechselnd einen großen Schritt in Richtung des Kreisinneren und mit dem nächsten „Laurentia" wieder einen Schritt nach außen.

9 Ball- oder Luftballonrennen

Beim Ball- oder Luftballonrennen treten Zweierteams gegeneinander an und versuchen, so schnell wie möglich auf der anderen Hallen- oder Raumseite anzukommen. Das Spiel ist hervorragend für körperlich noch rüstige Patient/innen geeignet. Es fördert die Lebensfreude, die Konzentration und die Ausdauer und trägt zur besseren Durchblutung bei.

- » **Benötigtes Material:** Luftballons oder größere Stoffbälle
- » **Budget:** 1 bis 20 €
- » **Spielzeit:** ca. 10 Minuten
- » **Vorbereitungszeit:** ca. 10 Minuten
- » **Personenanzahl:** Gruppenspiel, unbegrenzt
- » **Wirkung:** fördert die Ausdauer mit allen positiven Begleiterscheinungen wie verbesserter Durchblutung etc., erhöht die Konzentration

Durchführung:

Vor dem Rennen wird sich aufgewärmt. Das Rennen kann im Gehen oder im Laufen ausgetragen werden, darauf muss sich die Gruppe einigen. Anschließend stellen sich Zweierteams zusammen auf und bekommen jeweils einen Ball oder einen Luftballon. Den müssen sie gemeinsam mit der zweiten Person zwischen den Handflächen halten. Der Ball beziehungsweise der Ballon ist zwischen den beiden Personen. Sobald alle die Bälle halten, startet das Rennen.

Ziel ist es, so schnell wie möglich die andere Seite der Halle oder des Raums zu erreichen, ohne dass der Ball zu Boden fällt. Verliert eine Gruppe ihren Ball, scheidet sie aus.

Besonders die etwas wabbeligen Ballons bieten hier eine hohe Herausforderung. Der Druck zwischen den Händen der beiden Teammitglieder darf nicht zu hoch und nicht zu niedrig sein und die Bewegungen müssen aufeinander abgestimmt werden. Dies müssen die Teilnehmer im Kopf behalten und aktiv darauf achten.

Variationen:

Statt in Zweierteams das Rennen auszutragen, bekommt jede Person einen eigenen Luftballon und muss ihn auf einem Plastikteller ins Ziel balancieren. Der Ballon darf nach Startschuss nicht mehr mit den Händen berührt werden und nicht herunterfallen. Beides führt zur Disqualifizierung.

Die Variante mit dem Ballon auf einem Teller kann auch im Sitzen mit zwei Teams gespielt werden. Dafür werden vier bis fünf Personen pro Team benötigt. Der Luftballon muss so schnell wie möglich weitergereicht werden und jeder Spieldurchgang erfordert eine bestimmte Menge an vollständigen Durchläufen der Reihe, bis das Ziel erreicht ist.

Brettspiele

Es gibt eine schier unübersichtliche Menge an Brettspielen und viele davon sind in einer größeren Senioren-Version verfügbar. Wir haben hier vier der bekannteren Brettspiele herausgesucht und empfehlen, auszuprobieren, welche Ihnen gemeinsam am meisten Spaß machen. Je vertrauter das Spiel ist, desto länger kann es noch gespielt werden, ehe die Fähigkeiten zu weit abgenommen haben.

In den frühen Phasen der Demenz kann aber durchaus auch noch ein neues Spiel erlernt werden. Wenn Interesse daran besteht, ist dies eine wunderbare Möglichkeit, das Gehirn zum Wachsen und zum Aufbauen zu animieren.

Mensch-ärgere-dich-nicht

Mensch-ärgere-dich-nicht ist eines der beliebtesten und das mit Sicherheit bekannteste Brettspiel Deutschlands. Es ist eines der ersten Spiele, das unsere Kinder lernen, und wird oft ein Leben lang gespielt. Auch Senioren haben noch lange Freude an diesem Spiel, das Generationen verbindet und durch den Glücksfaktor ein ausgeglichenes Spiel ermöglicht, auch wenn die geistigen Fähigkeiten nachlassen.

Große, stabile Figuren und große Würfel erleichtern das Fassen der Figuren. Angemessen große Bretter ermöglichen auch bei nachlassender Motorik den Spielspaß. Bei zittrigen Mitspielenden sind Magnetspiele hilfreich, weil auf ihnen die Figuren nicht so leicht umkippen.

- » **BENÖTIGTES MATERIAL:** Mensch-ärgere-dich-nicht-Spiel
- » **BUDGET:** 45 bis 80 € in der Großausführung
- » **SPIELZEIT:** ca. 30 Minuten ca. 30 Minuten
- » **VORBEREITUNGSZEIT:** 5 Minuten
- » **PERSONENANZAHL:** 2 bis 4
- » **WIRKUNG:** fördert die Motorik und die Geselligkeit, macht Spaß

Durchführung:

Beim Mensch-ärgere-dich-nicht stehen anfangs alle Spielfiguren in ihren „Häusern", aus denen sie herausgewürfelt werden müssen. Erst mit einer 6 dürfen sie das Haus verlassen und mit dem nächsten Wurf starten. Es wird jeweils so oft gewürfelt, bis keine 6 mehr fällt. Das heißt, wenn beim ersten Wurf eine andere Zahl gewürfelt wird, wird nach dem Zug der Würfel weitergereicht. Gewonnen hat, wer als Erstes mit allen Figuren eine Runde gemacht hat und im Ziel angekommen ist.

Das Spiel kann mit oder ohne Herauswerfen gespielt werden. Hier ist es wichtig, die Gruppendynamik zu beachten. Fühlen sich alle mit dem Herauswerfen wohl? Oder überfordert es jemanden?

Dalli Klick

Dalli Dalli war eine beliebte Fernsehshow, die von sehr vielen Menschen gesehen wurde und unter Senioren breit bekannt ist. Einer der Höhepunkte der Show war das Spiel „Dalli Klick", bei dem ein zum großen Teil abgedecktes Bild erraten werden musste.

Das Spiel lässt sich leicht nachbasteln, und so kann man mit einmaligem Aufwand ein Spiel kreieren, das den Mitspielenden großen Spaß macht.

- » **Benötigtes Material:** Karton, ausgedruckte Fotos in Din-A4-Format, Korken, 1 bis 2 Würfel
- » **Budget:** 0 €
- » **Spielzeit:** ca. 15 bis 40 Minuten
- » **Vorbereitungszeit:** 30 Minuten
- » **Personenanzahl:** 2 bis 5
- » **Wirkung:** aktiviert das Erkennen von Details und Strukturen, fördert die Geselligkeit

Bastelanleitung:

Man schneidet so viele Kartonstücke in Din-A4-Format zu, wie man Fotos hat, und klebt die Fotos darauf auf. Anschließend wird noch ein Kartonstück in sechs (oder zwölf) Ecken geschnitten. Diese werden zum Verdecken des Bildes benötigt. Auf die Ecken werden kleingeschnittene Korken geklebt, damit sie sich leicht anheben lassen. Die Stücke werden von eins bis sechs (eins bis zwölf) nummeriert.

Alternative:

Steht ein Tablet zur Verfügung, kann ohne jeden Aufwand ein Bild aus dem Internet heruntergeladen oder geöffnet werden. Dies lässt sich mit den Kartonecken genauso gut überdecken und bietet stete Abwechslung, da die Menge an möglichen Bildern unendlich ist.

Durchführung:

Das Bild oder Foto wird mit den Ecken bedeckt und bedeckt auf den Tisch gestellt. Anschließend wird reihum gewürfelt und die Ecke mit der entsprechenden Nummer abgehoben. Wer keine Nummer trifft, muss eine Runde aussetzen und es bei der nächsten erneut versuchen. Wer das Bild errät, bekommt so viele Punkte, wie noch Ecken auf dem Bild liegen. Nach Entfernen der ersten Ecke gibt es für ein Erraten beispielsweise 5 beziehungsweise 11 Punkte.

Die Motive sollten entweder allgemein bekannte Gegenstände wie Lebensmittel etc. zeigen oder Filmstars und ähnliche Persönlichkeiten aus vergangenen Jahrzehnten.

3 Bingo

Bingo hat sich als Seniorenspiel einen Namen gemacht. Bingoabende sind berühmt und es wird häufig um echte Preise gespielt. Auch im Heim oder mit Angehörigen kann Bingo gespielt werden. Bingocharts können leicht selbst gebastelt werden, aber Bingospiele können auch günstig erworben werden.

- » **Benötigtes Material:** Karton, Zettel, Stift oder Bingospiel
- » **Budget:** 10 bis 80 € für fertige Bingospiele
- » **Spielzeit:** je nach Größe der Charts 10 bis 20 Minuten pro Runde
- » **Vorbereitungszeit:** 30 Minuten
- » **Personenanzahl:** 2 bis 5
- » **Wirkung:** nur durch die Menge der Charts begrenzt

Bastelanleitung:

Es gibt online Bingocharts, die kostenfrei generiert und ausgedruckt werden können. Diese werden auf Karton geklebt oder auf dickeres Papier gedruckt und an die Mitspielenden verteilt. Wird mit 75 Zahlen gespielt, brauchen Sie 75 kleine Zettelchen oder zum Beispiel kleine Steinchen, die mit den Zahlen beschriftet und danach in einen Sack gesteckt werden.

Durchführung:

Wenn alle ihre Charts vorliegen haben, werden die Zahlen nach und nach aus dem Sack gezogen und laut verkündet. Wer zuerst ein Bingo hat, gewinnt die Runde.

Scrabble

Scrabble ist ein Spiel, das die Kreativität und den Wortschatz anspricht. Auf einem Spielbrett müssen mit Spielsteinen Worte gelegt werden. Bereits vorhandene Worte dürfen verändert werden. Jedes durch Anlegen eines oder mehrerer Steine entstehende Wort muss in sich eine Bedeutung haben.

Es gibt Scrabble mit extragroßen Buchstaben, das auch für leicht sehbehinderte oder motorisch nicht mehr so fitte Senioren geeignet ist.

- » **BENÖTIGTES MATERIAL:** Scrabble-Spiel
- » **BUDGET:** ca. 45 €
- » **SPIELZEIT:** 1 bis 1,5 Stunden
- » **VORBEREITUNGSZEIT:** 5 Minuten
- » **PERSONENANZAHL:** 2 bis 4
- » **WIRKUNG:** fördert Kreativität, verlangsamt den geistigen Verfall, kann als Vorbeugung gegen Demenz verwendet werden, erhöht die geistige Flexibilität und die Konzentration

Bastelanleitung:

Jedes Gruppenmitglied bekommt sieben Steine, die auf einem kleinen Ständer aufgereiht werden. Wer startet, lässt sich unkompliziert auswürfeln, wobei der- oder diejenige mit der höchsten Augenzahl beginnt und ein Wort mit mindestens zwei Buchstaben legt. Kann nicht gelegt werden, muss ein Stein gezogen oder getauscht werden. Die nächste Person muss an das vorhandene Wort anlegen beziehungsweise in Kreuzworträtselmanier einen der Buchstaben nutzen, um ein eigenes Wort daranzulegen. Anschließend verkündet der Spieler die Punktzahl und notiert sie sich. Trifft das Wort auf ein Sonderfeld, erhöht sich die Punktzahl.

Das Spiel ist beendet, wenn alle Steine gelegt wurden oder die übrigen Steine keinen Sinn mehr ergeben. Die Punkte werden zusammengezählt und ein Gewinner ermittelt.

Spiele mit Karten

Klassische Kartenspiele, Quizspiele, Memory und viele anderen Spiele enthalten Karten. Je nach Spiel und je nach Fähigkeiten der Demenzkranken können diese Karten sehr dick und stabil sein, sodass sie auch mit nicht mehr voll funktionsfähigen Händen gegriffen werden können. Das Schöne an Kartenspielen ist, dass ein einzelnes Kartendeck für mehrere Spiele oder Spielvariationen verwendet werden kann. Das spart bei gleichbleibendem Spaß Geld und Aufwand.

1 Memory

Memory ist das klassische Gedächtnisspiel, dessen Name sogar „Erinnerung" lautet. Beim Memory werden aus einem umgedreht ausgelegten Kartendeck zwei Karten aufgedeckt, die sich gemerkt werden müssen. Ziel ist es, ein Paar aufzudecken, von dem dann die Karten auf den eigenen Stapel kommen.

Das normale Memory-Spiel ist für Menschen mit Demenz jedoch zu klein, unübersichtlich und schwer zu greifen. Daher wurden spezielle Demenz-Memory-Spiele entwickelt, die deutlich größere Karten haben – bis Postkartengröße – und deren Motive schlicht und übersichtlich sind. So haben die Demenzkranken es leichter, sich die Motive zu merken, und können die Karten selbst aufdecken.

Wichtig ist, dass bei Demenzkranken nicht das vollständige Abräumen das Ziel des Spiels ist, sondern die Aktivierung und Beschäftigung. Wird zwischendurch ins Reden gekommen und sprudeln bei bestimmten Motiven die Erinnerungen, ist es sinnvoll, das Spiel selbst in den Hintergrund zu stellen und die Gelegenheit für die Erinnerungsarbeit aufzugreifen.

Memory eignet sich auch als generationsübergreifendes Spiel. Dann ist jedoch darauf zu achten, dass auch der Senior/die Seniorin Erfolgserlebnisse hat und Rücksicht genommen wird.

- » **Benötigtes Material:** Memory-Deck, Tisch und Stühle
- » **Budget:** 25 bis 45 €
- » **Spielzeit:** ca. 30 Minuten
- » **Vorbereitungszeit:** 5 Minuten
- » **Personenanzahl:** 2
- » **Wirkung:** stärkt das Gedächtnis, fördert bei Zusatzfragen die Kommunikationsfähigkeit und erhält den Wortschatz

Durchführung:

Alle Karten werden mit dem Bild nach unten in Reihen auf dem Tisch ausgebreitet. Wer anfangen darf, kann ausgewürfelt werden. Bei mehreren Spielen hintereinander beginnt der Gewinner des letzten Spiels. Zwei Karten werden aufgedeckt und, wenn es kein Paar ist, kurz offen liegen lassen, während sich die Teilnehmer die Karten merken. Ist es ein Paar, nimmt die Person die beiden Karten und legt sie zur Seite. Anschließend werden von der gleichen Person zwei weitere Karten aufgedeckt. Dies geht so lange, bis die aufgedeckten Karten kein Paar mehr bilden. Dann ist die andere Person an der Reihe.

Zusätzlich zu dem normalen Spiel können Aktivierungsfragen zu den abgebildeten Motiven gestellt werden. Diese sollten an die kognitiven Fähigkeiten angepasst werden und auch daran, ob der Demenzkranke neben dem Spiel sprechen möchte oder sich auf das Merken der Karten konzentriert. Mögliche Fragen wären:

„Was ist denn das?"

„Was kann man damit machen?"

„Haben Sie so etwas auch besessen?"

„Erinnern Sie sich daran, das schon mal benutzt zu haben?"

„Haben Sie das in Ihrem Beruf gebraucht? Nein? Was haben Sie am häufigsten benutzt?"

Sobald ein Gespräch in Gang kommt, können Sie daran anknüpfen und Folgefragen stellen.

Variationen:

1. Foto-Memory

Beim Foto-Memory werden eigene Motive auf Memory-Karten gedruckt. Diese Decks gibt es bereits ab ca. 20 €. Der Vorteil ist, dass sie viel intensiver zur biografischen Erinnerungsarbeit genutzt werden können. Der Nachteil sind die normale Größe und Dicke der Karten und die Komplexität der Motive. Foto-Memorys sind daher nur für Demenzkranke in einem früheren Stadium der Erkrankung geeignet. Dann sind sie eine wunderschöne Gelegenheit, neben dem Spiel über das Leben, die Liebsten und den früheren Beruf zu sprechen.

2. Sprichwort-Memory

Beim Sprichwort-Memory steht auf jeder Karte die Hälfte eines geläufigen Sprichworts. Es muss die andere Karte gefunden und zugeordnet werden.

Beispiel: „Der frühe Vogel –" / „– fängt den Wurm"

Bei dieser Art von Memory werden die Worterinnerung und die Kommunikationsfähigkeit stärker mittrainiert. Je nach Sprichworten auch eine kleine Herausforderung für die Angehörigen!

Sprichwort-Quiz

Beim Sprichwort-Quiz werden Sprichwörter leicht abgewandelt und es muss die Originalversion des Sprichworts erinnert werden. Da unsere Gehirne viele Konstrukte nur als Klang- und Ideenbilder abspeichern, ist es erstaunlich, wie sehr ein Sprichwort verfremdet werden kann und trotzdem erkenntlich bleibt. Sprichworte sitzen tief im Langzeitgedächtnis und das Spiel kann mit Demenzkranken noch lange gespielt werden. Unter Umständen sind diese darin sogar besser als Sie selbst!

- » **Benötigtes Material:** Papier & Stift oder Computer & Drucker für die Quizliste
- » **Budget:** 0 €
- » **Spielzeit:** ca. 15 Minuten beziehungsweise so lange, wie die Konzentration reicht
- » **Vorbereitungszeit:** ca. 20 Minuten
- » **Personenanzahl:** 2 bis 4 Personen
- » **Wirkung:** Aktivierung der Erinnerung, Förderung der Konzentration und der Kommunikationsfähigkeit

Durchführung:

Beim Sprichwortquiz bereiten Sie eine Liste mit abgewandelten Sprichworten vor, die dann den Teilnehmern vorgelesen werden. Ist das Sprichwort richtiggestellt, wird zum nächsten vorgegangen. Ob dem Demenzkranken das Quiz gefällt, können Sie mit unserer Beispiel-Liste testen, bevor Sie sich die Mühe machen, eine längere eigene Liste zusammenzustellen.

Das Quiz kann zu zweit oder in kleiner Gruppe gespielt werden. In einer Gruppe können zwei Teams gebildet werden, die möglichst schnell das richtige Sprichwort sagen müssen. Welches Team es zuerst erraten hat, gewinnt und sammelt Punkte.

Variationen:

Statt einer Liste zum Vorlesen kann auch ein Kartendeck erstellt werden. Hierfür wird stabiler Karton verwendet. Auf die Vorderseite wird das veränderte Sprichwort geschrieben, die Rückseite trägt das richtige. Anschließend werden die Karten auf dem Tisch verteilt und alle Mitspielenden dürfen reihum eine Karte aufdecken, von der sie glauben, das richtige Sprichwort zu kennen. Natürlich erst, wenn sie es auch der Gruppe genannt haben. Wie beim Memory werden die richtigen Karten eingestrichen und wer am Ende die meisten Karten im Besitz hat, gewinnt die Runde.

Liste mit Beispielen:

Das Blatt fällt nicht weit von der Krone.
(Der Apfel fällt nicht weit vom Stamm.)

Spare dir Zeit, dann hast du keine Not.
(Spare in der Zeit, dann hast du in der Not.)

Werben bringt Glück.
(Scherben bringen Glück.)

Wie begonnen, so beendet.
(Wie gewonnen, so zerronnen.)

Wer nicht folgen will, muss führen.
(Wer nicht hören will, muss fühlen.)

Einem geschenkten Haus schaut man nicht ins Badezimmer.
(Einem geschenkten Gaul schaut man nicht ins Maul.)

Glück mit Priel, Pech mit der Wäsche.
(Glück im Spiel, Pech in der Liebe.)

Hunde haben kurze Beine.
(Lügen haben kurze Beine.)

Wenn zwei sich freuen, schreit der Dritte.
(Wenn zwei sich streiten, freut sich der Dritte.)

Kleider machen Arbeit.
(Kleider machen Leute.)

Alle Anstrengung ist schwer.
(Aller Anfang ist schwer.)

Ohne Reis kein Essen.
(Ohne Fleiß kein Preis.)

Wer anderen ein Dach deckt, steigt selbst hinauf.
(Wer anderen eine Grube gräbt, fällt selbst hinein.)

Wer sich mag, ignoriert sich.
(Was sich liebt, das neckt sich.)

Man soll das Essen essen, solange es heiß ist.
(Man soll das Eisen schmieden, solange es heiß ist.)

Scherzfragen-Quiz

Das Scherzfragen-Quiz ist ein Gruppenspiel für Senioren, die erst in den frühen Stadien der Demenz sind. Es ist geistig etwas anspruchsvoller, aber macht großen Spaß. Wichtig ist, sich nicht an den Antworten festzuhalten, sondern auch abweichende Antworten zu erlauben, die gleichermaßen doppeldeutig gedacht worden sind. Das Spiel fördert sehr stark das „Außer der Norm"-Denken und die Kreativität.

Das Scherzfragen-Quiz ist auch für nicht-demente Mitspieler kurzweilig und gar nicht so leicht. Nicht die Person mit dem meisten Wissen oder dem klarsten Kopf gewinnt, sondern die, die am quersten und verrücktesten denken kann!

- » **BENÖTIGTES MATERIAL:** Papier & Stift oder Computer & Drucker für die Quizliste
- » **BUDGET:** 0 €
- » **SPIELZEIT:** ca. 15 Minuten
- » **VORBEREITUNGSZEIT:** ca. 30 Minuten
- » **PERSONENANZAHL:** Gruppenspiel
- » **WIRKUNG:** fördert die geistige Flexibilität, die Kommunikationsfähigkeit und die Kreativität

Durchführung:

Beim Scherzfragen-Quiz wird an die Gruppe eine der Scherzfragen gestellt und alle antworten darauf. Mit Zettel und Stift werden Punkte vergeben, wobei die kreativste oder stimmigste Antwort die meisten Punkte erhält.

Als Vorbereitung sollten Sie sich eine längere Liste mit Scherzfragen und deren Antworten zusammenstellen. Dies ist durch im Internet frei verfügbare Listen inklusive Antworten schnell erledigt. Achten Sie darauf, dass ein paar ganz leichte oder allgemein bekannte Scherzfragen dabei sind, damit alle Gruppenmitglieder ihre Erfolgserlebnisse haben.

Je nach Gruppendynamik können die Senioren selbst ebenfalls dazu animiert werden, sich gegenseitig Scherzfragen zu stellen. Die meisten Kinder und Jugendlichen haben dieses Spiel gespielt und es kann erstaunlich sein, wie viele dieser Fragen noch im Langzeitgedächtnis festgehalten werden.

Beispiel-Fragen mit Antworten:

Was machen zwei Schafe, die anfangen, sich zu streiten?
- Sie kriegen sich in die Wolle.

Welcher Vogel ruft seinen eigenen Namen?
- Der Kuckuck.

Welches Kino hat keine Kasse, keine Leinwand und keine Sitzplätze?
- Das Daumenkino.

Wie kann ein Liter Wasser in einem Sieb getragen werden?
- Gefroren.

Was ist ein Cowboy ohne Pferd?
- Ein Sattelschlepper.

Wie viele Monate im Jahr haben 28 Tage?
- Alle.

Wenn 10 Schwalben auf einer Stromleitung sitzen und man schießt eine ab, wie viele Schwalben sitzen noch dort?
- Keine! Die anderen fliegen alle weg.

Was ist grün und auf Knopfdruck rot?
- Ein Frosch im Mixer.

Tier-Quiz

Das Tier-Quiz beziehungsweise Wissensquiz fragt mit Multiple-Choice-Antworten Wissen zu einem Gebiet ab. Die Antworten sind alle logisch und erfordern kein Vorwissen, daher sind sie mit jeder Person spielbar. Das Quiz eignet sich gut für kleine Wettkämpfe. Entweder 1 : 1 oder aber in kleinen Teams mit zwei bis drei Personen je Team.

Das Quiz eignet sich hervorragend als Aktivierung zu bestimmten Themen und es kann leicht auf andere Wissensbereiche ausgeweitet werden. Online findet man viele Quizfragen mit Antworten, sodass die Vorarbeit in Grenzen gehalten wird.

Es ist ein wunderbares Quiz, um es mit den eigenen Enkeln oder Urenkeln zusammen zu spielen, denn Kinder haben an dieser Art von Ratespielen genauso viel Spaß.

- » **BENÖTIGTES MATERIAL:** Papier & Stift oder Computer & Drucker für die Quizliste
- » **BUDGET:** 0 €
- » **SPIELZEIT:** ca. 15 Minuten
- » **VORBEREITUNGSZEIT:** ca. 30 Minuten
- » **PERSONENANZAHL:** Gruppenspiel
- » **WIRKUNG:** aktiviert verschüttetes Wissen, regt die Neugierde an, fördert die Logik

Durchführung:

Zum Erstellen einer eigenen Quizliste oder eventuell sogar eigenen Quizkarten ist es leicht, sich online Inspiration zu suchen. Es gibt eine Vielzahl von Quiz-Beispielen und -Fragen zu finden, viele direkt an Senioren angepasst.

Die Quizfragen und die möglichen Antworten werden langsam und deutlich vorgelesen. Verstreicht bis zur Antwort zu viel Zeit, fragen Sie nach, ob Sie Frage und Antworten wiederholen sollen.

Das Quiz kann in der Gruppe gegeneinander in Teams, als Einzelpersonen oder auch zusammen als großes Team gespielt werden. Bei der letzten Variante fällt der Wettkampfcharakter weg und die Fragen dürfen schwieriger sein, da gemeinsam überlegt wird, welche Antwort richtig sind.

Beispiele:

Welches Tier frisst kein Gras?

- Bison
- Schakal (Antwort)
- Hase

Welcher Hund passt nicht dazu?

- Deutsche Dogge (Antwort: zu groß)
- Chihuahua (Antwort: kommt nicht aus Deutschland)
- Dackel

Welches Tier ist mit uns verwandt?

- Eintagsfliege
- Pferd
- Schimpanse (Antwort)

Variationen:

Es können neben der klassischen Antwortauswahl auch Fragen mit mehr als einer Antwort gestellt werden. Dann können bei den Punkten so viele Punkte vergeben werden, wie Antworten richtig genannt wurden.

Natürlich kann so ein Quiz zu jedem Wissensgebiet erstellt werden, das möglich ist. Nett ist es, wenn mehrere Quiz zur Auswahl stehen und in der Gruppe entschieden werden kann, welches an dem jeweiligen Tag gespielt werden soll. Das gibt den Gruppenmitgliedern ein Gefühl von Selbstwirksamkeit, wenn sie über ihre Spiele selbst entscheiden können. Auch kann es nach dem Können der Gruppenmitglieder variiert werden. Ist eine Person zum Beispiel besonders gut im Marken-Raten, weil sie früher in der Werbung gearbeitet hat, kann ein Marken-Quiz für den Rest der Gruppe frustrierend und für alle langweilig sein, weil der Gewinner/die Gewinnerin bereits feststeht.

Tiere erraten

Beim Tiere-Erraten werden Karten mit den Eigenschaften des Tieres vorgelesen und Punkte vergeben. Je früher ein Tier erraten wurde, desto höher sind die vergebenen Punkte. Das motiviert in der Gruppe, sich sehr zu konzentrieren, was sich positiv auf die Fähigkeit zum Fokussieren auswirkt.

Die beschriebenen Eigenschaften nehmen nach unten hin an Deutlichkeit zu, sodass jedes Tier erraten werden kann. Das Quiz erfordert ein bisschen Recherchearbeit, lässt sich dann aber immer wieder verwenden und ist ein tolles Tool, um den Abbau der Denkleistung zu verlangsamen.

- » **BENÖTIGTES MATERIAL:** stabiles Papier oder dünner Karton für die Quizkarten
- » **BUDGET:** 1 €
- » **SPIELZEIT:** ca. 15 Minuten
- » **VORBEREITUNGSZEIT:** ca. 0,5 bis 2 Stunden
- » **PERSONENANZAHL:** Gruppenspiel
- » **WIRKUNG:** fördert die Konzentration und Denkleistung

Durchführung:

Beim Tiere-Erraten werden sechs verschiedene Eigenschaften eines Tieres vorgelesen. Die erste Eigenschaft ist dabei noch sehr allgemein gehalten und erfordert scharfen Verstand, um es sofort zu erraten. Anschließend werden die Beschreibungen immer genauer und eindeutiger, bis die letzte Beschreibung so eindeutig ist, dass das Tier in jedem Fall von jemandem aus der Gruppe erraten wird.

Die sechs Eigenschaften sind umgedreht nummeriert und ihre Nummer ist zugleich die Punktanzahl, die die erratende Person bekommt. Wird bereits bei der ersten Eigenschaft das Tier erraten, gibt es beispielsweise 6 Punkte dafür.

Damit das Spiel abwechslungsreich bleibt, sollten genügend Karten angefertigt werden. Dafür reicht es, wenn die Eigenschaften am Computer geschrieben, ausgedruckt und auf stabileres Papier oder Karton geklebt werden. Vor Spielbeginn wird sich auf eine Anzahl von Karten geeinigt, damit die Spielzeit überschaubar bleibt.

Beispiel:

Gesuchtes Tier: Wolf

6. Das gesuchte Tier hat Angst vor dem Menschen.

5. Viele Menschen haben auch Angst vor diesem Tier.

4. Das gesuchte Tier hat einen Pelz und vier Pfoten.

3. Es ist ein großes Raubtier und frisst Rehe, Hirsche, Wildschweine und sogar Schafe.

2. Es lebt in Rudeln.

1. Das Tier wird in Fabeln häufig „Isegrim" genannt.

Variationen:

Statt Tiere können auch Berufe, Länder, Hobbys, Haushaltsgegenstände und Lebensmittel oder Gerichte erraten werden. Die Karten können auch gemischt werden. Dann ist es hilfreich, wenn sie alle auf verschiedenfarbiges Tonpapier geklebt sind, sodass die Farbe des Papiers die Kategorie der Frage anzeigt. Dies ist für ein etwaiges späteres Sortieren ebenfalls sehr nützlich.

Foto-Karten nach Fragen sortieren

Beim Foto-Karten-Sortieren werden Fragen gestellt und als Antwort müssen aus einem Kartendeck die passenden Karten herausgesucht werden. Das ermöglicht eine sehr intensive und gleichzeitig lustige Erinnerungsarbeit.

Die Fotos können die Familienmitglieder, ehemalige Haustiere, Wohnorte oder Arbeitsbereiche zeigen. Aus jedem Themengebiet sollte es mehrere Karten geben, um die Erinnerungen noch stärker anzuregen und die einzelnen Fragerunden nicht zu kurz zu gestalten.

Dies ist ein Spiel, das dazu einlädt, in den Erinnerungen zu schwelgen! Wenn die Enkel- oder Urenkelkinder mehr über ihre alternden Angehörigen erfahren möchten, können sie dieses Spiel mit ihnen spielen und ihren Geschichten zuhören.

- » **BENÖTIGTES MATERIAL:** stabiles Papier oder dünner Karton für die Karten, Fotos aus der persönlichen Vergangenheit der Person
- » **BUDGET:** 0 bis 5 €
- » **SPIELZEIT:** solange der Patient/die Patientin erzählen mag
- » **VORBEREITUNGSZEIT:** ca. 2 Stunden
- » **PERSONENANZAHL:** 1
- » **WIRKUNG:** aktiviert die Erinnerung, setzt sich intensiv mit der eigenen Vergangenheit auseinander, fördert die Kommunikation

Durchführung:

Die auf postkartengroßen, dicken Karton aufgeklebten Fotos werden auf einem Tisch ausgebreitet. Die demenzkranke Person darf sie sich in aller Ruhe ansehen. Vielleicht werden jetzt schon einzelne Bilder in die Hand genommen und davon erzählt. Ermuntern Sie das Gespräch. Bei diesem Spiel geht es um die Erinnerungen. Wenn sich der Patient/die Patientin bereit fühlt, beginnen Sie, Fragen zu den Karten zu stellen.

Beispiele wären:

„Wer sind Ihre Kinder? Und Ihre Geschwister?"

„Finden Sie Ihre Eltern in den Karten? Was ist das für ein Kleid, das Ihre Mutter trägt?"

„Suchen Sie mir bitte alle Ihre Haustiere heraus. Wie hieß der schwarze Hund? Und die Katze dort?"

„Können Sie sich an Ihren Lieblingsplatz erinnern? Finden Sie ihn in den Fotos?"

„Zeigen Sie mir bitte Ihre Wohnorte. Wo haben Sie in den 70ern gelebt? Wo in den 80ern? Wo sind Ihre Kinder aufgewachsen? Wie viel Zimmer hatten Sie? Gab es einen Garten? Haben Sie auch Gemüse angebaut?"

Am besten notieren Sie sich einige Fragen im Vorfeld oder nutzen unsere kurzen Beispiele und überlassen das Gespräch ansonsten der Situation. Schweift es ab, dann folgen Sie der neuen Richtung und stellen dort Folgefragen. Ziel ist nicht, alle Karten vom Tisch zu sammeln, sondern die schönen Momente im Leben wieder aufleben zu lassen und als Zuhörer ein intensives Erzählen zu ermöglichen.

Themencluster

Das Spiel ist den Spielen ähnlich, bei denen Paare gesucht werden müssen. Bei diesem Spiel werden jedoch mehrere Karten zu einem Thema herausgesucht. Dies bietet eine größere Aktivierung zu einzelnen Themenbereichen und mehr Gesprächsstoff.

Während des Heraussuchens können die Themen breiter besprochen und die einzelnen gefundenen Karten kommentiert werden. Die Atmosphäre des Spiels soll dazu einladen, selbst zu erzählen und die aufkommenden Erinnerungen zu teilen.

Dieses Spiel wird am besten mit einer einzelnen Person gespielt, auf die sich ganz konzentriert wird. Wenn es mit mehreren Personen zugleich gespielt werden soll, sollten sich alle gut kennen, mögen und sich vertrauen.

- » **Benötigtes Material:** stabiles Papier oder dünner Karton für die Quizkarten oder Quizspiel
- » **Budget:** 1 bis 25 €
- » **Spielzeit:** ca. 30 Minuten
- » **Vorbereitungszeit:** ca. 0 bis 2 Stunden
- » **Personenanzahl:** 1
- » **Wirkung:** reaktiviert Erinnerungen und das Langzeitgedächtnis, fördert Ruhe und Entspannung durch die gemütliche Kommunikation

Durchführung:

Das Spiel sollte in vertrauter, ruhiger Umgebung stattfinden. Die Karten werden mit dem Bild nach oben auf einem Tisch ausgebreitet. Anschließend werden Fragen gestellt oder ein Thema vorgegeben und alle dazu passenden Karten herausgesucht. Wird eine übersehen, können Folgefragen einen sanften Anstoß geben, sich nach dieser Karte umzusehen.

Mögliche Fragen oder Vorgaben könnten sein:

„Was braucht ein Friseur für seine Tätigkeiten?"

„Was gehört alles in eine Küche?"

„Was haben Sie für Ihren eigenen Beruf benötigt?"

„Welche Karten zeigen Lebensmittel? Was essen Sie selbst besonders gern?"

letzte Beschreibung so eindeutig ist, dass das Tier in jedem Fall von jemanden aus der Gruppe erraten wird.

Die sechs Eigenschaften sind umgedreht nummeriert und ihre Nummer ist zugleich die Punktanzahl, die die erratende Person bekommt. Wird bereits bei der ersten Eigenschaft das Tier erraten, gibt es beispielsweise 6 Punkte dafür.

Wort und Bild zusammenfügen

Wörter mit den passenden Bildern zusammenzufügen, aktiviert den Wortschatz und die Erinnerung. Es ist etwas schwieriger, als gleiche Bilder oder Bildgruppen zu sortieren, da auch das Sprachzentrum mitbeteiligt ist.

Das Spiel kann als eine Art Memory gespielt werden oder die Karten werden offen auf den Tisch gelegt. Dadurch lässt sich der Schwierigkeitsgrad steuern, wenn die kognitiven Fähigkeiten nachlassen oder bereits sehr abgebaut haben.

Es ist sowohl als Gruppen- als auch als Einzelspiel möglich. Beim Gruppenspiel gewinnt die Person, die am meisten Paare gefunden hat. Beim Einzelspiel kann mehr darauf eingegangen werden, was die Karten zeigen, was sie für Erinnerungen auslösen und was die Begriffe für die Person bedeuten. Hier kann ins Gespräch gekommen werden und die Erzählungen und Erinnerungen stehen im Vordergrund.

- » **Benötigtes Material:** stabiles Papier oder dünner Karton für die Quizkarten oder Quizspiel
- » **Budget:** 1 bis 25 €
- » **Spielzeit:** ca. 30 Minuten
- » **Vorbereitungszeit:** ca. 0 bis 2 Stunden
- » **Personenanzahl:** 1 bis 4
- » **Wirkung:** fördert die Konzentration, die Erinnerung und den Wortschatz

Durchführung:

Dieses Spiel gibt es als fertige Variante zu erwerben oder es kann ganz einfach selbst gebastelt werden, wenn man einen Drucker hat. Dafür werden die Begriffe und die Bilder ausgedruckt und auf die Karten geklebt.

Beim Spiel werden die Karten entweder verdeckt ausgelegt und wie beim Memory paarweise abgehoben, bis passende Paare gefunden werden, oder alle Karten werden offen auf dem Tisch ausgebreitet und die Paare werden herausgesucht. Es können auch nur die Bildkarten ausgebreitet werden und die Wortkarten werden von einem Stapel gezogen. Bei einem Gruppenspiel können die Wortkarten dann laut vorgelesen werden, damit alle nach dem passenden Bild suchen können. Andersherum funktioniert das Spiel ebenfalls, dann wird die Bildkarte hochgehalten und den anderen Gruppenmitgliedern gezeigt. Wenn alle Karten zugeordnet sind, wird ausgezählt und der Gewinner ermittelt.

Variationen:

Statt Wort und Bild einander zuzuordnen, können auch die Gegensätze gesucht werden. Möchte man diese Variante spielen, kann schon beim Erstellen des Bildes darauf geachtet werden, möglichst viele Gegensatz-Paare mit aufzunehmen. So macht sich das Anfertigen der Karten doppelt bezahlt.

Teekesselchen zuordnen

Ein spaßiges und geistig herausforderndes Spiel ist das Teekesselchen-Zuordnen. Dabei werden aus einem Deck von Bildkarten die Teekesselchen herausgesucht. Das Bild eines Taus und eines Tautropfens bilden dabei beispielsweise ein Paar. Viele Leute haben die Teekesselchen schon in ihrer Schulzeit mit Spielen beigebracht bekommen und auch später sind sie ihnen in Rätseln begegnet. Sie sind sehr gut im Langzeitgedächtnis verankert, wodurch auch Demenzkranke schöne Erfolge erleben können. Gleichzeitig ist es eine gute Übung für das Langzeitgedächtnis und schaltet spielerisch Erinnerungen an die Schulzeit und das Spielen mit Freunden frei. Nebenbei wird der Wortschatz trainiert und es werden Worte in das Gedächtnis gerufen, die im Alltag eher seltener verwendet werden.

Dieses Spiel macht großen Spaß. Es ist fertig zu erwerben oder kann leicht selbst gebastelt werden, und die Spielkarten können auch für andere Spiele verwendet werden.

- » **BENÖTIGTES MATERIAL:** Material: stabiles Papier oder dünner Karton für die Quizkarten oder Quizspiel
- » **BUDGET:** 1 bis 25 €
- » **SPIELZEIT:** ca. 30 Minuten
- » **VORBEREITUNGSZEIT:** ca. 0 bis 2 Stunden
- » **PERSONENANZAHL:** 2 bis 5
- » **WIRKUNG:** fördert die Konzentration, das Langzeitgedächtnis und den Wortschatz

Durchführung:

Die Spielkarten sind mit ausgedruckten Bildern leicht selbst zu basteln. Für das Spiel werden die Karten auf dem Tisch ausgebreitet. Dann suchen die Gruppenmitglieder die Paare heraus. Dabei sollten Gespräche und

Unterhaltungen aktiv gefördert werden, da sie die Erinnerung stärker anregen als die bloße Sicht auf die Karten und das Sortieren. Bei diesem Spiel kann mit Wettbewerbscharakter gearbeitet werden, doch schöner und der Unterhaltung förderlicher ist eine Zusammenarbeit, bei der die Teekesselchen gemeinsam erspäht und herausgenommen werden. Soll das Spiel etwas interessanter gestaltet werden, kann ein Wecker mitgebracht werden und die Karten müssen in einem bestimmten Zeitrahmen herausgesucht werden. Hilfreich ist es, wenn für die Gruppe bereits Erfahrungswerte bestehen, wie lange sie im Schnitt für eine Runde brauchen.

Variationen:

Die Karten können auch vorsortiert werden. Dann liegt nur die Hälfte offen auf dem Tisch, die andere Hälfte liegt auf einem Stapel. Reihum wird eine Karte vom Stapel gezogen und dann gemeinsam der Gegenpart gesucht.

Das Teekesselchen-Spiel ist auch als Memory spielbar, dann ist es jedoch sehr anspruchsvoll. Es sollte nur mit Personen gespielt werden, die geistig noch recht fit und erst im Anfangsstadium der Demenz sind. Dann ist es ein gutes Gehirnjogging und zu empfehlen.

Vertellekes

Vertellekes (vom norddeutschen „vertellen" für „erzählen" abgeleitet) ist ein Kartenspiel, das aus kleinen runden Karten besteht, die die Spielfelder darstellen, sowie aus einer einzelnen Spielfigur und aus Aufgabenkarten. Die Mitspielenden spielen zusammen und nicht gegeneinander, was das Gruppenzugehörigkeitsgefühl stärkt. Es ist ein ruhiges Spiel, das ohne Vorbereitungszeit auskommt und zum Aktivieren verwendet werden kann.

Das Originalspiel enthält leider nur eine begrenzte Anzahl an Karten, sodass es mit der Zeit langweilig wird. Dem kann man mit selbst gebastelten, hinzugefügten Karten gegensteuern. Die biografischen Fragen gehen nicht in die Tiefe beziehungsweise ermuntern nur zu knappen Antworten. Tiefergehende Fragen, die zu echtem Erzählen animieren, sind schnell auf ein paar Karten gedruckt und dem Spiel hinzugefügt.

Positiv an dem fertigen Spiel ist die seniorenfreundliche Aufmachung der Teile, die alle leicht gegriffen werden können und stabil sind. Schön ist auch das sehr ausführliche Begleitheft, in dem nicht nur eine genaue Spielanleitung zu finden ist, sondern auch Hintergrundwissen zum Spielen mit Demenzkranken. Damit fühlen sich auch Angehörige wohl, die zum ersten Mal mit der Diagnose Demenz konfrontiert wurden und sich erst hineinfinden müssen.

- » **BENÖTIGTES MATERIAL:** Vertellekes (und eventuell dickeres Papier, um weitere Karten zu basteln)
- » **BUDGET:** ab ca. 60 €
- » **SPIELZEIT:** ca. 30 Minuten
- » **VORBEREITUNGSZEIT:** ca. 0 bis 2 Stunden
- » **PERSONENANZAHL:** 2 bis 5
- » **WIRKUNG:** fördert die Konzentration, das Langzeitgedächtnis und den Wortschatz

Durchführung:

Die Aufgabenkarten werden nach ihrem Thema sortiert. Das Thema ist mit einem großen Symbol auf ihrer Rückseite aufgedruckt. Die runden Karten, die das „Spielbrett" darstellen, werden so vor den Mitspielenden verteilt, dass alle leicht heranreichen. Ein Drehbrett („Faule Susanne") kann dabei helfen. Mit einem großen Würfel wird gewürfelt und die Spielfigur auf die jeweilige runde Karte weitergesetzt. Je nach Symbol wird eine Aufgabenkarte gezogen und die entsprechende Aufgabe gelöst beziehungsweise die Frage beantwortet.

Beim Vertellekes gibt es kein Gewinnen und Verlieren und es kann auch gut nur zu zweit mit einem Angehörigen gespielt werden. Für fittere Senioren ist das Spiel ohne zusätzliche Karten aufgrund der Wiederholungen der Aufgaben jedoch weniger interessant.

Wer bereits verschiedene Quiz- und Fragekarten hat, kann diese leicht zu einem selbst gemachten Vertellekes zusammenstellen. Dafür braucht es lediglich sechs verschiedene Symbole auf der Rückseite und die „Spielbrett"-Karten plus einem Würfel.

Aktivierungskarten

Aktivierungskarten laden dazu ein, sich über ein bestimmtes Thema vertieft zu unterhalten. Aktivierungen bewahren bis zu einem gewissen Grad das Wissen zu einem Themenbereich und sind aus der Demenzarbeit nicht wegzudenken. Aktivierungen können mit jeder Art von Anlass durchgeführt werden.

Beim Spiel sollten nur eine bis einige wenige Karten eingesetzt werden, damit zu jedem Thema in die Tiefe gegangen werden kann. Das Wichtigste ist die Vorbereitung der Fragen oder der Kurzgeschichten zu den jeweiligen Themenkomplexen.

»	**BENÖTIGTES MATERIAL:**	Bildkarten (zum Beispiel aus einem Quiz) oder Aktivierungskarten
»	**BUDGET:**	0 bis 25 €
»	**SPIELZEIT:**	ca. 20 Minuten
»	**VORBEREITUNGSZEIT:**	ca. 0,5 Stunden
»	**PERSONENANZAHL:**	1 bis 5
»	**WIRKUNG:**	aktiviert das Wissen zu einzelnen Themenbereichen, bewahrt es und stärkt die Erinnerung, regt die Kommunikation an

Durchführung:

Die Aktivierungskarten sollten Gegenstände oder auch Lieder aus den jüngeren Jahren der Mitspielenden zeigen. Je vertrauter sie sind, desto mehr Erinnerungen bergen sie. Je nach geistiger Fitness sollte die Personenanzahl der Gruppe bestimmt werden. Es müssen sich zudem alle damit wohlfühlen, offen in einer Gruppe zu sprechen.

Es wird eine Aktivierungskarte auf den Tisch gelegt. Kurz wartet man, ob ein Gruppenmitglied schon zu sprechen anfängt. Häufig startet das Gespräch auf Sicht der Karte und es wird erzählt, was damit verbunden wird. Nach einer kleinen Weile wird lenkend in das Gespräch eingegriffen, um das Thema zu vertiefen.

Fragen mit dem Beispiel „Radio":

„Wann haben Sie sich Ihr erstes Radio gekauft?"

„Hatten Ihre Eltern ein Radio?"

„In welchem Zimmer stand das Radio?"

„Wann haben Sie Musik gehört? Erinnern Sie sich noch an ein besonders schönes Lied, dass Sie gerne gehört haben? Wollen Sie es uns vorsingen?"

„Gab es Hörspiele oder Nachrichtensendungen, die Sie gerne gehört haben? Wenn ja, welche waren das?"

Während der Aktivierung können vom Leiter/der Leiterin Notizen dazu gemacht werden, welche Personen welche Themen besonders mochten. Je positiver besetzt ein Thema ist, desto lieber wird darüber erzählt und desto mehr Spaß macht es.

Variationen:

Aktivierungen können auch mit Gegenständen durchgeführt werden. Das ist besonders zu den Festzeiten mit Oster- oder Weihnachtsschmuck schön. Im Frühling könnten beispielsweise Hyazinthen oder Primeln mitgebracht werden. Im Sommer Obst, im Herbst Nüsse und Kastanien. Der Vorteil der Gegenstände ist, dass sie auch gerochen und befühlt und teilweise sogar gegessen werden können.

Kreuzworträtsel

Das Leben ändert sich und die Ideen, Konzepte, Stars und Sternchen der Boulevardblätter, die berühmten Filme und Bücher ändern sich mit dem Leben. So viel Spaß Kreuzworträtsel machen, so schwierig können sie im Alter werden, wenn mit dem Strom an neuen Informationen nicht mitgehalten werden kann. Was ist TikTok? Oder YouTube? Damit auch im hohen Alter beziehungsweise bei Demenzerkrankungen noch Spaß beim Kreuzworträtsel herrscht, gibt es spezielle Kreuzworträtselbücher und -sets für Senioren, die Fragen aus ihren Jugend- und jungen Erwachsenenjahren enthalten. Da wird nach Roberto Blanco gefragt und nach den Filmstars der 60er.

Obwohl inzwischen bekannt ist, dass Kreuzworträtsel oder Sudoku nicht gegen einen geistigen Verfall entgegenwirken, weil die Lernleistung dabei zu gering ist, machen diese Art von Rätseln trotzdem Spaß. Besonders wenn sie ein Leben lang mit Freude gelöst wurden, besteht kein Grund, damit im Alter oder in der Demenzerkrankung aufzuhören.

- » **BENÖTIGTES MATERIAL:** Kreuzworträtselbuch
- » **BUDGET:** ca. 10 € pro Buch
- » **SPIELZEIT:** beliebig
- » **VORBEREITUNGSZEIT:** 0 Minuten
- » **PERSONENANZAHL:** 1
- » **WIRKUNG:** macht Spaß, entspannt und gibt Erfolgserlebnisse, hält Erinnerungen im Langzeitgedächtnis

Durchführung:

Kreuzworträtsel sind etwas für Stunden des Alleinseins und bedürfen nur bei fortgeschritteneren Demenzstufen, bei denen das Spiel noch genossen wird, aber nicht mehr alleine bewältigt werden kann, der Hilfe.

Schön ist es, wenn die kreuzworträtselnde Person mit Ihnen zusammen in einem Raum ist und sich notfalls an Sie wenden kann, aber nicht das Gefühl bekommt, Sie sagen ihr alles vor.

Aufgabenkarten

Aufgabenkarten sind eine lustige Art, Abwechslung in die Spiele zu bringen. Sie können fertig erworben werden oder selbst gemacht auf die Bedürfnisse und die Lebensumstände der Senioren zugeschnitten werden.

Auf den Karten können diverse Aufgaben, Rätsel, Fragen und Bewegungsaufforderungen vermerkt sein. Bei fertig erworbenen Sets sollten alle Karten vor dem ersten Spielen einmal durchgegangen werden, um die unpassenden herauszusortieren. Wird das erst beim Spielen gemacht, kann sich der Patient/die Patientin durch das Gefühl, bestimmte Aufgaben würden ihm/ihr nicht zugetraut, herabgewürdigt fühlen.

Aufgabenkarten können auch zusammen mit Senioren und Kindern eingesetzt werden, um allen Spaß zu machen.

- » **BENÖTIGTES MATERIAL:** stabiles Papier oder dünner Karton für die Karten oder fertiges Spiel
- » **BUDGET:** 1 bis 10 €
- » **SPIELZEIT:** ca. 15 bis 30 Minuten
- » **VORBEREITUNGSZEIT:** ca. 0 bis 2 Stunden
- » **PERSONENANZAHL:** 1 bis 3
- » **WIRKUNG:** Je nach gezogenen Karten können die Aufgaben und Fragen die Beweglichkeit, Kraft, das Gedächtnis oder die Kommunikationsfähigkeiten fördern.

Durchführung:

Zu Beginn wird sich kurz aufgewärmt. Das erhöht die Durchblutung, stärkt die Konzentration und bereitet auf etwaige körperliche Aufgaben wie Gymnastikanweisungen vor. Anschließend können die Karten entweder verdeckt auf einem Tisch ausgebreitet und dann einzeln gezogen und vorgelesen werden oder sie werden vom Stapel abgehoben. Sie können auch auf der Rückseite nummeriert und mit einem Würfel ausgewürfelt werden.

Mögliche Aufgaben wären:

„Stellen Sie sich auf ein Bein." (Natürlich mit Unterstützung.)

„Singen Sie einen Schlager."

„Ziehen Sie aus <vorhandenes Quiz> eine Karte und beantworten Sie die Frage."

Auch kleine Rätsel können auf den Aufgabenkarten vermerkt werden, genauso wie Fragen nach der persönlichen Vergangenheit.

„Nennen Sie drei bedeutende Daten Ihres Lebens und erläutern Sie, was dort geschah."

Die Fragen können als Basis für eine weitere Unterhaltung genutzt werden, falls der Spieler das wünscht.

Sprichwort-Karten ziehen und vervollständigen

Dieses Spiel kann mit einem Sprichwort-Memory-Set gespielt werden. Es ist aber auch schnell und leicht selbst hergestellt.

Sprichworte und Redewendungen sind tief in unser aller Gedächtnis verankert. Sie sind nur halb bewusst, da ihr Inhalt oft nicht mit der wörtlichen Bedeutung übereinstimmt. Einige Redewendungen können bis ins 16. Jahrhundert zurückverfolgt werden (zum Beispiel „auf dem Holzweg sein"), andere sind erst im letzten Jahrhundert entstanden. Wir wissen, was sie meinen, auch wenn ihre Wortfolge keine Bedeutung mehr hat.

Diese direkte Abspeicherung des Inhalts hilft, dass Sprichworte und Redewendungen noch sehr lange erinnert werden. Sie können jederzeit wieder reaktiviert werden, entweder durch entsprechende Situationen oder durch Material wie Sprichwort-Karten.

Da auch Demenzkranke Redewendungen und Sprichworte noch lange erinnern, bieten sie viele Möglichkeiten, mit ihnen zu spielen. Eine davon ist, das halbe Sprichwort präsentiert zu bekommen und die andere Hälfte erraten zu müssen.

Je schneller das Spiel gespielt wird, desto unbewusster ist der Zugang zu der Erinnerung! Probieren Sie aus, was für die jeweilige demenzkranke Person am geeignetsten ist.

- » **Benötigtes Material:** Sprichwort-Memory oder Bastelmaterial für die Karten
- » **Budget:** 1 bis 45 €
- » **Spielzeit:** ca. 30 Minuten
- » **Vorbereitungszeit:** ca. 0 bis 2 Stunden
- » **Personenanzahl:** 1
- » **Wirkung:** aktiviert Erinnerungen und den Wortschatz

Durchführung:

Auf den Karten ist der erste Teil eines Sprichworts oder ein Teil einer Redewendung vermerkt. Dies muss ergänzt werden, sodass sich das gesamte Sprichwort oder die ganze Redewendung ergibt. Das wird unkompliziert mündlich gemacht.

Die Karten können entweder auf dem Tisch ausgebreitet oder vom Stapel abgehoben werden. Je nach körperlicher Fähigkeit werden sie vorgelesen oder selbst gelesen.

Würfelspiele

Würfelspiele begleiten die meisten Menschen von ihrer Kindheit an. Die klassischen Brettspiele (bei uns unter dem Kapitel 7.2), Auswürfeln, wer dran ist, Würfeln in der Stammkneipe … die Einsatzmöglichkeiten sind breit.

Da das Spiel so gut bekannt ist, weckt es reiche Erinnerungen. Die Bewegung des Würfelns ist fest im Muskelgedächtnis verankert und kann noch sehr lange durchgeführt werden. Hat die Beweglichkeit und Kraft der Hände zu sehr nachgelassen, können Würfel auch in einem durchsichtigen Glas geschüttelt werden.

Große Schaumstoffwürfel trainieren bei Bewegungsspielen auf spielerische Weise die Armmuskulatur und halten die Gelenke geschmeidig.

Neben reinen Würfelspielen kann fast jedes Spiel in eine Art Würfelspiel umgewandelt werden. Würfel bieten viele Möglichkeiten, sie kreativ einzusetzen. Unsere Beispiele machen nur einen Bruchteil der möglichen Spiele mit Würfeln aus.

Silben-Karten

Bei den Silben-Karten müssen aus mit Silben beschrifteten Karten Worte gelegt werden. Das erfordert einiges an Nachdenken und wer eine unlösbare Kombination erhalten hat, darf eine Karte austauschen oder neu ziehen.

Die Silben-Karten sind etwas anspruchsvoller und eignen sich auch gut als Spiel, um Demenz vorzubeugen und das Gehirn flexibel zu halten. Mit Demenzkranken kann es gespielt werden, solange der Patient/die Patientin noch ausreichend Erfolgserlebnisse hat und sich gut dabei fühlt.

- » **Benötigtes Material:** Karton für die Karten, 20er-Würfel
- » **Budget:** 0 €
- » **Spielzeit:** ca. 10 bis 30 Minuten
- » **Vorbereitungszeit:** ca. 0,5 Stunden
- » **Personenanzahl:** 1 bis 5
- » **Wirkung:** fördert Kreativität, verlangsamt den geistigen Verfall, kann als Vorbeugung gegen Demenz verwendet werden, erhöht die geistige Flexibilität und die Konzentration

Bastelanleitung:

Auf jede Karte wird eine Silbe geschrieben und von jeder Silbe sollte es zwei Karten geben. Wenn Sie die Karten auf der Vorder- und Rückseite gleich gestalten, erübrigt sich beim Ausbreiten der Karten das Sortieren. Zusätzlich zur Silbe wird eine Zahl von 1 bis 20 auf der Karte notiert.

Mit den häufigsten deutschen Silben lassen sich die meisten Worte bilden. Hier die ersten 20 Zweiersilben, sortiert nach Häufigkeit:

en, er, ch, de, ei, ie, in, te, ge, un, nd, ic, es, be, he, be, he, st, ne, an

Und die ersten 20 Dreiersilben:

ich, ein, der, sch, die, und, che, cht, den, gen, ine, ten, ung, hen, nde, lic, ver, sie, ste, nen

Durchführung:

Die Karten (zwei komplette Sets, insgesamt 80 Stück) werden auf einem Tisch ausgebreitet. Die Teilnehmer setzen sich drumherum und bekommen jeweils einen Würfel. Wer an der Reihe ist, würfelt zweimal und sucht sich die Silben mit den jeweiligen Nummern heraus. Bei unserem oben stehenden Beispiel lägen bei einer gewürfelten 1 und einer 2 die Silben en, er, ich und ein vor uns. Daraus ließen sich etwa die Worte „einer", „einen" und „Erich" bilden. Wird es gewünscht, kann auch die zweite Karte jeder dieser Silben dazugenommen werden. Dies ist praktisch bei Wiederholung der Silben im gleichen Wort.

Wird mit Punktvergabe gespielt, bekommt jedes zweisilbige Wort einen Punkt, ein dreisilbiges 2 Punkte. Es werden so viele Punkte vergeben, wie Wörter gebildet werden können.

Variationen:

1. Zusammengesetzte Worte

Das Spiel kann abgewandelt und erleichtert werden, indem Wortbestandteile zusammengesetzt werden. Das erfordert bei der Planung und dem Basteln des Spiels etwas mehr Aufwand, da die Wortbestandteile, die auf die Karten gedruckt werden, optimalerweise zu mehreren Wörtern passen.

Zum Beispiel ist „Feuer" ein Wort, das sich für viele weitere Worte als Bestandteil verwenden lässt: „Feuer-Wehr", „Oster-Feuer" …

Aus „Wehr" und „Oster" lassen sich neue Worte bilden. Zum Beispiel „Wehr-Turm", „Oster-Schmuck". Das Spiel lässt sich als Gruppenspiel auch mündlich spielen. Wie man es vom Scrabble kennt, macht es den meisten großen Spaß, auch Wortneuschöpfungen zu kreieren und gegen das Misstrauen der anderen Gruppenmitglieder zu verteidigen. Solche Diskussionen sollten nicht abgewürgt, aber moderiert werden.

2. Endbuchstaben

Statt der Wortbestandteile wird der Endbuchstabe des letzten Wortes genutzt, um ein neues Wort zu sagen. Beispielsweise wurde „Elefant" genannt. Die nächste Person nutzt den Endbuchstaben T und sagt „Tiger". Wird dabei im Kreis gesessen, kann mit einem Ball, der zu einem Mitspieler oder einer Mitspielerin geworfen wird, die nächste Person bestimmt werden. Dabei muss nur von der Gruppenleitung darauf geachtet werden, dass niemand ausgeschlossen wird, sondern alle einmal zum Zug kommen.

Alternativ beginnt die Person links von der Gruppenleitung und anschließend geht es im Uhrzeigersinn weiter.

2 Böse1

Beim Böse 1-Spiel, das sicher viele noch aus ihrer Jugend kennen, wird so lange mit einem normalen Würfel gewürfelt und die Punkte addiert, bis die 1 fällt. Der Trick ist es, rechtzeitig aufzuhören und die bis dahin angesammelten Punkte zu behalten.

Dieses Spiel ist ein sehr gutes Training für das Kopfrechnen. Es hält geistig flexibel und wach. Viele Senioren sind in diesem Spiel besser als ihre Kinder oder Enkelkinder, da in ihrer Generation das Kopfrechnen eine bedeutendere Rolle gespielt hat.

Alles, was man für dieses Spiel benötigt, sind Würfel, Papier und Stifte.

- » **Benötigtes Material:** Material: Würfel, Zettel, Stift(e)
- » **Budget:** 0 €
- » **Spielzeit:** ca. 10 bis 30 Minuten
- » **Vorbereitungszeit:** 0 Minuten
- » **Personenanzahl:** 2 bis 4
- » **Wirkung:** reaktiviert die Fähigkeit zum Kopfrechnen, hält flexibel und wach, spielt mit der Risikobereitschaft

Durchführung:

Entweder bekommen alle Mitspielenden einen eigenen Zettel und Stift oder es wird vorher ein/e Spielführer/in ausgewählt und nur auf einem einzelnen Zettel alle Ergebnisse notiert. Das Spiel startet mit einer Würfelrunde, bei der alle einmal würfeln. Die Person mit der höchsten (oder wahlweise niedrigsten) Augenzahl beginnt. Sie würfelt so lange, wie sie es sich traut, und notiert dann das Ergebnis. Oder bis sie das erste Mal eine 1 würfelt, woraufhin alle Punkte dieser Runde verfallen und sie sich eine 0 notieren muss. Dann wird der Würfel an die nächste Person weitergereicht. Am Ende des Spiels werden alle Punkte zusammengezählt und der Gewinner/die Gewinnerin ermittelt.

Da das Spiel geistig anspruchsvoll ist, sollte nicht zu lange gespielt werden und ein Auge darauf gehabt werden, wann die Spielenden beginnen, müde zu werden und die Konzentration zu verlieren.

Variationen: Das Spiel lässt sich auch mit einem Farbwürfel spielen. Dabei wird eine Farbe als Tabufarbe festgesetzt, beispielsweise Blau. Jeder Wurf, der kein Blau zeigt, gibt einen Punkt. Wird Blau gewürfelt, verfallen entweder alle Punkte oder der Würfel muss weitergegeben werden, die bisherigen Punkte bleiben bestehen. Die zweite Möglichkeit ist weniger stressig, da sie keine stete Entscheidung zwischen Weitermachen oder Aufhören erzwingt.

Das Spiel mit Farben ist eine leichtere Variante, die auch noch gespielt werden kann, wenn die Rechenfähigkeiten deutlich nachgelassen haben.

Landkarte

Bei der Landkarte spielt man mit Würfel und Streichhölzern und versucht ein vorgegebenes Ziel zu erreichen. Der Tisch sollte für dieses Spiel ausreichend groß sein, da es etwas Platz benötigt (ca. einen halben Quadratmeter pro Person).

In der Zeit vor Navigationsgeräten war das Fahren nach Landkarten normal und die Menschen hatten ein besseres Gespür für Richtungen und das Erreichen des Ziels. Daneben war die Eisenbahn für viele Menschen sehr aufregend. Die „Landkarte" lässt sich auch als Streckennetz beschreiben, wenn Sie Eisenbahnbegeisterte in der Gruppe haben.

- » **Benötigtes Material:** Karteikarten und dicker Stift, Würfel, Streichhölzer
- » **Budget:** 5 €
- » **Spielzeit:** ca. 30 Minuten
- » **Vorbereitungszeit:** ca. 5 Minuten
- » **Personenanzahl:** 2 bis 4
- » **Wirkung:** aktiviert die Erinnerungen an eigene Reisen und an die Städte, fördert den Austausch und die Kommunikation Risikobereitschaft

Durchführung:

Alle Teilnehmer brauchen ihren eigenen Platz, damit sie sich ihre jeweilige Landkarte legen können. Es wird sich auf ein Ziel geeinigt, wie zum Beispiel Hamburg, Wien oder München. Das Ziel sollte allen bekannt sein und auch die Richtung, in der es liegt. Es muss nicht innerhalb von Deutschland liegen, sondern darf auch Erinnerungen an weitere Reisen bieten. Das Ziel und Ihr Standort werden auf zwei Kärtchen geschrieben und auf die Plätze gelegt.

Dann geht es los und reihum wird gewürfelt. Bei geraden Zahlen dürfen so viele Streichhölzer, wie der Würfel Augen zeigt, in Richtung des Ziels gelegt werden. Bei ungeraden Zahlen müssen Querstraßen eingebaut werden. Wer am Ende des seitlichen Platzes ankommt, darf bei den Querstraßen Kurven legen.

Wird also beispielsweise eine 4 gewürfelt, dürfen vier Streichhölzer in gerader Strecke Richtung Ziel führen. Bei einer 3 werden sie quer angelegt. Ob die Querverbindung nach rechts oder links abgeht oder eine bereits vorhandene Querverbindung weiter ausgebaut wird, ist irrelevant.

Gewonnen hat, wer als Erstes im Ziel angekommen ist. Das Ziel kann schwieriger gestaltet werden, indem der letzte kleine Streckenabschnitt punktgenau sein muss – also beispielsweise mit sechs Streichhölzern über das Ziel hinausgeschossen wird und daher auf eine kleinere Zahl gewartet werden muss.

Variationen:

Zusätzlich zu dem Spiel können Aktivierungsfragen gestellt werden, die sich rund ums Reisen drehen.

„Was war Ihre längste Bahnreise?"

„Sind Sie schon einmal in einem Schlafwagen gereist?"

„Mit welchen Zugarten sind Sie gefahren?"

„Was war die weiteste Autostrecke?"

„Welche Marke war Ihr erstes Auto? Welche Farbe hatte es?"

„Haben Sie sich einmal richtig verfahren? Wie haben Sie zurückgefunden?"

weitergereicht. Am Ende des Spiels werden alle Punkte zusammengezählt und der Gewinner/die Gewinnerin ermittelt.

Da das Spiel geistig anspruchsvoll ist, sollte nicht zu lange gespielt werden und ein Auge darauf gehabt werden, wann die Spielenden beginnen, müde zu werden und die Konzentration zu verlieren.

Variationen:

Das Spiel lässt sich auch mit einem Farbwürfel spielen. Dabei wird eine Farbe als Tabufarbe festgesetzt, beispielsweise Blau. Jeder Wurf, der kein Blau zeigt, gibt einen Punkt. Wird Blau gewürfelt, verfallen entweder alle Punkte oder der Würfel muss weitergegeben werden, die bisherigen Punkte bleiben bestehen. Die zweite Möglichkeit ist weniger stressig, da sie keine stete Entscheidung zwischen Weitermachen oder Aufhören erzwingt.

Das Spiel mit Farben ist eine leichtere Variante, die auch noch gespielt werden kann, wenn die Rechenfähigkeiten deutlich nachgelassen haben.

Fensterschmuck erwürfeln

Dieses Spiel ist so interessant, weil am Ende ein handfester Preis winkt: Die erwürfelten Schmuckelemente werden im eigenen Zimmer an das Fenster gehängt!

Das Spiel eignet sich besonders für die Festzeiten (Ostern, Weihnachten), kann aber auch gut mit jahreszeitlichem Bezug gespielt werden. In der Herstellung benötigt es etwas Zeit, falls der Schmuck selbst gebastelt wird. Dafür ist es günstig und macht mit dieser Art von Belohnung besonders viel Freude.

- » **Benötigtes Material:** Zierelemente (Ostereier an Schnüren, Schneeflocken oder Blumen als hängende Fensterbilder, Stoffblumen, Abziehbilder für die Fenster …), Würfel, Körbchen
- » **Budget:** ca. 1 bis 5 € pro Person
- » **Spielzeit:** ca. 15 bis 30 Minuten
- » **Vorbereitungszeit:** ca. 5 Minuten
- » **Personenanzahl:** 2 bis 4
- » **Wirkung:** macht großen Spaß, vermittelt Erfolgserlebnisse, bietet ein intensiv positives Erlebnis, über das noch einige Tage gesprochen werden kann

Durchführung:

Die Schmuckelemente werden in 6er-Reihen auf den Tisch gelegt. Die Körbchen werden an den einzelnen Plätzen verteilt, damit jedes Gruppenmitglied die gewonnenen Sachen darin sammeln kann. Begonnen wird mit dem Erwürfeln der ersten Reihe. Ist nur noch ein Stück über, wird es spannend, wer das bekommt, denn nun muss die Zahl genau passen. Erst danach wird zur nächsten Reihe übergegangen, bis alle Reihen vollständig aufgeteilt sind. Anschließend wird der Fensterschmuck an den Fenstern befestigt.

Bei diesem Spiel gibt es keine Gewinner und Verlierer. Alle bekommen etwas und haben Erfolgserlebnisse.

Variationen:

Das Spiel kann auch mit anderen kleinen Sachen wie Süßigkeiten, Steinchen oder Kastanien gespielt werden. Je nachdem kann man einen Sieger küren, der eine Kleinigkeit bekommt (zum Beispiel eine Praline), oder die erwürfelten Gegenstände selbst sind die Belohnung (zum Beispiel die Süßigkeiten).

Geburtsjahrbingo

Das Geburtsjahrbingo ist eine lustige Möglichkeit, sich über das eigene Geburtsjahr auszutauschen und gleichzeitig in spielerischem Wettstreit zu stehen. Es kann mit einer unbegrenzten Anzahl an Mitspielenden gespielt werden.

Schön ist es, wenn es am Ende einen kleinen Preis für jede Person gibt. Gespielt wird, bis alle ein Bingo hatten.

> » **Benötigtes Material:** Zettel & Stift oder Flipchart bzw. Tafel, Würfel (eventuell großen Schaumstoffwürfel)
> » **Budget:** bei Vorhandensein der Materialien 0 €
> » **Spielzeit:** ca. 30 Minuten
> » **Vorbereitungszeit:** ca. 5 Minuten
> » **Personenanzahl:** 3 bis 5 (Variation: unbegrenzt)
> » **Wirkung:** macht Spaß, gibt Selbstbestätigung durch kleinen Preis

Durchführung:

Jedes Gruppenmitglied schreibt das eigene Geburtsjahr auf einen Zettel. Die Ziffern sollten dabei ein bisschen auseinanderstehen und recht groß geschrieben werden. Jede Person bekommt zwei Würfel. Dann wird die erste Würfelrunde angesagt. Entweder wird mit einem oder mit zwei Würfeln gewürfelt. Das wählt jede Person selbst. Wer eine Zahl aus dem Geburtsdatum erwürfelt hat, streicht sie aus. Bei zwei Würfeln werden die Augen addiert (zum Beispiel um die 9 in 1900 zu erzeugen). Eine gewürfelte 10 (zum Beispiel 6 + 4) stellt die 0 dar. Wer alle Ziffern ausgestrichen hat, ruft laut „Bingo!" und bekommt einen Preis.

Variationen:

Sind in der Gruppe mehrere Teilnehmer, die selbst keinen Stift mehr halten oder nicht mehr so gut sehen können, werden die Geburtsjahre plus Namen an eine Tafel oder auf ein Flipchart geschrieben. Mit einem großen Schaumstoffwürfel wird gut sichtbar für alle Anwesenden von dem oder der Gruppenleiter/in gewürfelt und alle Ziffern an der Tafel ausgestrichen.

Auf diese unterstützte Weise können auch Demenzkranke in fortgeschrittenerem Stadium Spaß am Bingo haben.

In kleineren Gruppen kann die Dauer des Spiels erhöht werden, indem der genaue Geburtstag statt des Geburtsjahres verwendet wird.

6 Kniffel

Kniffel ist eines der beliebtesten Würfelspiele in Deutschland. Es ist daher allgemein sehr gut bekannt. Kniffeln ist vor allem am Anfang der Demenz noch gut spielbar. Angepasst und mit Unterstützung ist es auch später noch spielbar, wurde es in Jugend und Erwachsenenalter häufiger gespielt.

Das Schöne am Kniffel ist, dass es weder Vorbereitungszeit noch teures Material benötigt. Zettel und Stift, ein weicher Würfelbecher aus Leder oder Plastik (ein Plastiktrinkbecher funktioniert auch) und sechs Würfel sind alles, was gebraucht wird.

- » **Benötigtes Material:** Kniffel oder Zettel & Stift, 6 Würfel + ein Würfelbecher
- » **Budget:** ca. 5 €
- » **Spielzeit:** ca. eine Stunde
- » **Vorbereitungszeit:** 0 Minuten
- » **Personenanzahl:** 2 bis 4 (mehr Personen sind möglich, ziehen jedoch das Spiel sehr in die Länge)
- » **Wirkung:** macht Spaß, bringt Geselligkeit, hilft gegen Langeweile, erinnert an frühere Spieleabende

Durchführung:

Beim Kniffel wird anfänglich mit allen sechs Würfeln gleichzeitig gewürfelt. Je nach Wurf werden die möglichen Kombinationen eingetragen oder es wird mit allen oder bestimmten Würfeln weitergewürfelt. Insgesamt darf dreimal pro Runde gewürfelt werden, dann müssen die Würfel weitergegeben werden. Notfalls darf man einzelne Felder streichen. Bei den 1ern, 2ern, 3ern, 4ern, 5ern, 6ern geht es darum, so viele Würfel mit der jeweiligen Augenzahl zu haben wie möglich. Die Augen werden dann addiert, beispielsweise werden bei drei 3ern 9 Punkte in das Feld „3er" eingetragen. Dreierpasch und Viererpasch sollte mit so hohen Augenzahlen wie möglich geworfen werden, zum Beispiel drei 6er oder vier 5er. Kleine und große Straße sowie Full House geben eine feste Punktzahl, genauso wie das Feld Kniffel, bei dem alle Würfel die gleiche Augenzahl zeigen müssen. Unabhängig von den gezeigten Augen gibt ein Kniffel immer 50 Punkte. Weitere Kniffel ergeben Bonuspunkte, können aber nicht mehr ins Feld Kniffel eingetragen werden. Das letzte Feld ist „Chance". In dieses Feld kann jeder beliebige Wurf eingetragen werden. Dafür werden alle Augenzahlen addiert.

Konzentrationsspiele

Konzentrationsspiele erhöhen auf spielerische Weise die Konzentrationsspanne. Diese ist wie jede andere kognitive Fähigkeit trainierbar, wird aber im Alltag oft vernachlässigt. Ist das Berufsleben vorbei und es werden keine anspruchsvolleren Hobbys ausgeübt, sinkt die Konzentrationsspanne stetig weiter. Das ist nicht nur eine Alterserscheinung, sondern kann in jeder Altersgruppe beobachtet werden. Gegen den Konzentrationsverlust kann mit einfachen Mitteln angegangen werden. Das Stichwort ist: Soll die Konzentration erhöht werden, muss sich konzentriert werden!

Während bei demenzkranken und älteren Personen oft auch ein Mangel an Anreizen und an Stimulation vorliegt, ist bei jüngeren Personen die Reizüberflutung der Tod der Konzentration. Darauf sollte auch bei den Spielen geachtet werden: Sie sollen anregen, aber nicht überfordern. Die Konzentration darf anstrengend sein, aber der Patient darf sich nicht in einer Situation wiederfinden, in der es ihm unmöglich ist, alles Nötige im Kopf zu behalten.

Wäscheklammern-Farbenspiel

Farbenspiele sind einfache Konzentrationsübungen, die auch noch im fortgeschrittenen Demenzstadium gespielt werden können. Sie erhöhen nicht nur die Konzentration, sondern auch die motorischen Fähigkeiten und die visuelle Wahrnehmung.

Sie sind sehr leicht durchzuführen und erfordern lediglich einmal Vorbereitungszeit. Anschließend kann das Spiel beliebig oft gespielt werden. Je nach noch vorhandenen kognitiven Fähigkeiten können Farbenspiele als Gruppen- oder Einzelspiele gespielt werden. Bei den Gruppenspielen profitieren die Gruppenmitglieder von dem Zusammenhörigkeitsgefühl und haben deutlich mehr Spaß.

- » **BENÖTIGTES MATERIAL:** verschiedenfarbiger Tonkarton, verschiedenfarbige Wäscheklammern
  für Variationen: zusätzlich farbige Plüschbommel oder Stoffreste
- » **BUDGET:** 10 bis 20 €
- » **SPIELZEIT:** ca. 15 Minuten
- » **VORBEREITUNGSZEIT:** ~ 0,5 bis 2 Stunden
- » **PERSONENANZAHL:** 1 bis 5 Personen
- » **WIRKUNG:** erhöht die Konzentrationsfähigkeit und die Motorik

Bastelanleitung:

Für die einfache Variante werden farbige Kreise aus dem Tonkarton ausgeschnitten. Schöner ist es, wenn ein Farbenrad erstellt wird. Dafür werden Kreise aus dem Tonkarton geschnitten und aus jedem Kreis ein „Tortenstück" herausgeschnitten. Die Stücke müssen in der Größe so angepasst sein, dass sie mit allen Farben wieder einen kompletten

Kreis ergeben. Die Stücke werden anschließend auf einen Karton-Kreis aufgeklebt, sodass sie stabil gehalten werden.

Durchführung:

Beim Farbenspiel geht es darum, farbige Wäscheklammern den gleichfarbigen Tonpapierstücken zuzuordnen und an ihnen zu befestigen. Dafür können Wäscheklammern und Tonpapier auf einen Tisch gestreut werden. Oder die Wäscheklammern kommen in einen Sack und werden herausgezogen. Anschließend wird das passende Tonpapierstück gesucht.

Mit dem Farbenkreis funktioniert das Spiel im Grunde genauso. Der Unterschied liegt darin, dass beim Farbenkreis alle Farben auf einen Blick sichtbar sind. Damit ist es etwas leichter. Wird häufiger mit mehreren Personen gespielt, ist es schön, wenn jede Person einen eigenen Farbenkreis hat. Dann können sogar kleine Wettbewerbe veranstaltet werden, wer zuerst alle passenden Wäscheklammern gefunden und befestigt hat.

Variationen:

Mit einem zusätzlichen Element wie farbigen Stoffresten oder Plüschbommeln, die mit der Wäscheklammer am Tonpapier befestigt werden müssen, wird die Motorik stärker angeregt und die einzelnen Spielrunden dauern länger.

Bei mehreren Spielern können die Stoffreste auch ungleich verteilt werden, sodass sich die Spielenden darüber austauschen müssen, was sie benötigen. Das fördert die Kommunikation, da sich aktiv darüber unterhalten werden muss, wer welche Farben sucht und wer diese hat.

Eierkarton-Farbenspiel

Dieses Farbenspiel ist motorisch etwas leichter als das Wäscheklammern-Farbenspiel, da nichts befestigt werden muss. Es ist daher auch für Menschen geeignet, die nicht mehr so viel Kraft in den Händen haben. Da es anspruchslos in der Vorbereitung, leicht und transportabel ist, ist es ein nettes Spiel für zwischendurch.

Es erhöht ebenfalls die Konzentrationsfähigkeit und die Motorik, ohne zu anstrengend zu sein.

»	**Benötigtes Material:**	Eierkarton, Acrylfarbe, Murmeln oder andere farbige Gegenstände
»	**Budget:**	ca. 10 €
»	**Spielzeit:**	ca. 5 Minuten für eine Runde
»	**Vorbereitungszeit:**	~ 1 Stunde
»	**Personenanzahl:**	1 Person pro Eierkarton
»	**Wirkung:**	erhöht die Konzentrationsfähigkeit und die Motorik

Bastelanleitung:

Die einzelnen Eierhalterungen des Kartons werden in unterschiedlichen Farben bemalt. Je nach kognitiver Leistung der Zielperson können auch Abstufungen wie Hell- und Dunkelblau etc. verwendet werden.

Durchführung:

Der Eierkarton wird auf den Tisch gestellt, die zuzuordnenden Gegenstände können in einem Sack danebengelegt werden. Anschließend werden die farbigen Gegenstände in die gleichfarbigen Eierhalterungen gelegt.

Um die einzelnen Spielrunden zu erhöhen, können mehrere verschiedene Gegenstände zugeordnet werden müssen. Es eignen sich beispielsweise wiederum Wäscheklammern, aber auch Murmeln, Papierschnipsel, große Perlen, Bänder, Knöpfe, Legosteine, Edelsteine und vieles mehr. Die Gegenstände dürfen nur nicht zu klein sein, um sie gut fassen zu können.

Variationen:

1. Formen statt Farben

Alternativ zur Bemalung des Eierkartons können auch auf den Boden der einzelnen Eierhalterungen Bilder von geometrischen Figuren geklebt werden. Anschließend müssen in Form geschnittene Tonpapierstücke einsortiert werden.

2. Plastikbecher statt Eierkarton

Im Grunde dasselbe Spiel, nur mit farbigen Plastikbechern. Oft gibt es Sets mit sechs verschiedenen Farben zu kaufen. Die Größe der Becher erlaubt eine andere Auswahl der zu sortierenden Gegenstände wie beispielsweise zusätzlich Stifte.

3. Bemalte Eier

Zu Ostern ist es eine wunderschöne Gelegenheit, zusammen Eier zu bemalen und diese anschließend dann farblich passend einzusortieren. Beim Spiel mit fitteren Personen können sie auch den jeweiligen Komplementärfarben zugeordnet werden, um eine zusätzliche Schwierigkeitsstufe zu erzeugen.

4. Brettspiel

Farbenspiele gibt es als fertige Würfel-Brettspiele zu erwerben. Sie sind relativ mit 50 bis 60 € teuer. Dafür bestehen sie aus stabilem Holz und sind praktisch unzerstörbar. Der Würfel fügt ein weiteres Element hinzu.

Ich-sehe-was-was-du-nicht-siehst

„Ich sehe was, was du nicht siehst, und das ist blau!" Das beliebte Spiel aus unserer Kinderzeit kann auch im Alter noch Spaß machen. Es fördert die Zusammengehörigkeit, macht allen Beteiligten Spaß und kann in der Gruppe oder zu zweit gespielt werden. Es benötigt absolut keine Vorbereitung und es ist überall möglich. Besonders schön ist es, dass es generationsübergreifend auch mit den Enkelkindern gespielt werden kann und alle gleichermaßen Freude daran haben.

Das Spiel stimuliert die visuelle Wahrnehmung und aktiviert das Wortgedächtnis. Die Konzentration wird in besonderem Maße gefördert, da das ausgewählte Objekt gemerkt werden muss, aber nicht zu auffällig angesehen werden darf.

- » **BENÖTIGTES MATERIAL:** -----
- » **BUDGET:** 0 €
- » **SPIELZEIT**: je nach Lust und Laune
- » **VORBEREITUNGSZEIT:** -----
- » **PERSONENANZAHL:** 2 bis 5 Personen
- » **WIRKUNG:** aktiviert die visuelle Wahrnehmung, die Kommunikationsfähigkeit und die Konzentration

Durchführung:

Bei dem Suchspiel wird der berühmte Satz „Ich sehe was, was du nicht siehst, und es ist <Farbe>!" in den Raum geworfen. Anschließend raten die anderen Personen, was damit gemeint sein könnte.

„Ist es der Lkw?"

Wer zuerst errät, was gesehen wurde, ist selbst dran mit dem nächsten

Gegenstand. Wird aufgegeben, darf die andere Person noch einmal etwas Neues auswählen.

Mit mehreren Personen ist das Spiel lustiger, aber es kann auch gut zu zweit gespielt werden. Das Schöne ist, dass es ortsunabhängig ist und auch auf Autofahrten oder in Wartezimmern zum Zeitvertreib genutzt werden kann. Auch auf Spaziergängen kann es ganz nebenbei die kognitiven Fertigkeiten trainieren, ohne dass es als anstrengend oder fordernd wahrgenommen wird.

Die meisten Menschen kennen das Spiel noch aus ihrer Jugend. Das hat den Vorteil, dass es nicht erklärt und beigebracht werden muss, sondern direkt losgespielt werden kann. Oft reicht als Animation schon der Satz aus und alle spielen mit.

Variationen:

Etwas mehr kognitive Leistung wird bei Variationen gefordert, die nicht nach der Farbe, sondern nach anderen Eigenschaften fragen.

„Ich sehe was, was du nicht siehst, und das ist schwer/leicht/pflanzlich/lebendig/eckig …"

Es sind eine Vielzahl beliebigster Eigenschaften oder Materialien abfragbar und natürlich können alle Beteiligten ihre eigenen Ideen mit einbringen, wenn sie selbst an der Reihe sind. Das fördert zusätzlich noch die Kreativität, denn alle möchten ein besonders schwieriges und außergewöhnliches Merkmal abfragen.

Nebenbei können anregte Diskussionen entstehen:

„Das ist doch nicht schwer!"

„Im Vergleich zu dem Buch ist ein Stuhl schwer!"

„Ja, das schon, aber das Gesuchte ist noch schwerer."

„Ist es der Fernseher?"

„Nein, der ist auch noch zu leicht."

Die Gespräche machen Spaß und fördern das Gemeinschaftsgefühl. Damit beugt so ein Spiel auch gegen die Alterseinsamkeit vor und reduziert Stress und Angst.

Eine weitere mögliche Variation ist die Aussage, was man damit machen kann.

„Ich sehe was, was du nicht siehst, und damit kann man werfen/fahren/spielen..."

Wie bei den Eigenschaften können sich hierüber interessante Gespräche ergeben, die gefördert und nicht unterbunden werden sollten. Es ist noch ein kleines bisschen schwieriger, da abstrakt darüber nachgedacht werden muss, was mit den Gegenständen im Sichtfeld alles angestellt werden kann.

Gegenstände zusammenfassen

Beim Gegenstände-Zusammenfassen werden physisch anwesende Gegenstände thematisch sortiert. Das aktiviert die Erinnerung und stimuliert durch die Berührung und physische Zuordnung der Gegenstände auch die haptische Wahrnehmung und die Motorik. Das Spiel kann leicht an die kognitiven Gegebenheiten angepasst und von sehr leicht bis schwierig gestaltet werden. Je mehr die Gegenstände oder das Thema der demenzkranken Person bedeuten, desto mehr Spaß macht es, die Erinnerungen zu aktivieren. Daher sollte in Vorgesprächen herausgefunden werden, was besonders gern gemacht wurde, was die Hobbys oder Themen des Interesses waren und welchen Beruf die Person hatte.

- » **Benötigtes Material:** verschiedene Gegenstände, Tisch zum Ablegen, Sitzgelegenheiten
- » **Budget:** 0 €
- » **Spielzeit:** abhängig von der Konzentration
- » **Vorbereitungszeit:** ~ 5 bis 15 Minuten
- » **Personenanzahl:** 1
- » **Wirkung:** Aktivierung des Langzeitgedächtnisses, der Erinnerungen und Training der Motorik, Stimulierung der Sensorik

Durchführung:

Das Gegenstände-Zusammenfassen ist in der Vorbereitung etwas aufwendiger, da neben den zusammengehörigen Gegenständen auch noch einige zur Ablenkung mitgebracht werden sollten.

Alle Gegenstände werden gut sichtbar auf den Tisch gelegt. Anschließend kann gefragt werden, welche Gegenstände thematisch zusammengehören, oder es wird direkt nach einem Thema gefragt. Zum Beispiel:

„Was benötigt man alles, um einen Tee zu trinken?"

Und dann werden Teebeutel, Tasse, Untertasse, Teelöffel und Zuckerwürfel herausgesucht und zusammengestellt.

Oder Sie bringen einen Werkzeugkoffer mit, in dem neben Werkzeugen auch noch andere Gegenstände sind. Sie können entweder alles auf den Tisch entleeren und die Werkzeugkiste neu packen lassen oder Sie fordern dazu auf, die unpassenden Gegenstände aus der Kiste zu entfernen.

Während des Sortierens und Arrangierens kann ein Gespräch über die Teile entsponnen werden:

„Welches Werkzeug benutzt man wofür?"

„Haben Sie es selbst schon einmal benutzt? Oder vielleicht Ihre Frau/Ihr Mann?"

„Was haben Sie damit gebaut oder repariert?"

„Haben Sie gerne am Haus gearbeitet? Machen Ihre Kinder das auch gern?"

Variationen:

1. Beschreibung der Gegenstände

Statt zu erzählen, was selbst schon damit erlebt wurde, können die Gegenstände auch nach ihrer Beschaffenheit, Größe, Schwere, Wärme ... beschrieben werden. Das aktiviert die haptische und visuelle Wahrnehmung besonders stark. Mögliche Fragen wären:

„Ist der Schraubenschlüssel warm oder kalt?"

„Ist er glatt oder rau?"

„Ist er schwer? Schwerer als der Schraubenzieher oder ist er leichter?"

2. Zuordnung von Bildern

Statt die Gegenstände reell mitzubringen, können Sie auch Memory-Karten verwenden oder Fotos auf Kartonkarten drucken lassen. Der Vorteil ist die leichtere Verwendung und die geringere Vorbereitungszeit, sobald die Karten fertig sind. Der Nachteil ist, dass die physische Beschäftigung mit den unterschiedlichen Gegenständen fehlt und die Erinnerung über die haptische Wahrnehmung nicht aktiviert wird. Auch fördert dies nicht die Motorik. Dafür wird deutlich weniger Platz benötigt und die Durchführung ist flexibler.

3. Socken sortieren

Ein „Spiel", was den meisten nur zu gut bekannt ist! In gemütlicher Runde kann es zu viel Erheiterung führen, während aus einem Haufen Socken die passenden Paare gesucht werden müssen. Je nach Farbe der Socken kann das Spiel sehr anspruchsvoll oder eher leicht gehalten werden mit beispielsweise nur schwarzen oder verschiedenfarbigen Sockenpaaren.

4. Nach Farben sortieren

Diese Variation lässt sich bequem mit den schon vorliegenden Gegenständen spielen und kann als Folgespiel verwendet werden. Die Gegenstände werden dabei nach ihren Hauptfarben sortiert.

Kleine Variationen dazu können sein, dass zum Beispiel alle Gegenstände herausgesucht werden, die Schwarz enthalten. Oder nur Gegenstände auf einen Haufen dürfen, die keinerlei Silber zeigen, et cetera.

Basteln

Basteln liegt nicht jeder Person. Einige mögen es, sich mit den kleinen Papierschnipseln, mit Kleber und Schere daranzumachen, etwas Neues zu erschaffen, andere verlässt dabei schnell die Geduld. Frauen kennen das Basteln eher aus ihrer Vergangenheit, weil sie mit ihren eigenen Kindern gebastelt haben. Männer haben oft ihr ganzes Erwachsenenleben keinen Kontakt mehr damit gehabt und sind schneller frustriert, wenn es nicht auf Anhieb gut wird. Bevor mit einer Person gebastelt wird, muss gefragt werden, ob diese es überhaupt möchte.

Wenn ja, ist Basteln sehr gut geeignet, die Feinmotorik zu erhalten und zu verbessern. Die Arbeit mit den Händen beruhigt bei Unruhe oder Erregung. Die Erfolgserlebnisse mit der fertigen Bastelei bringen einen positiven Schub für das Selbstbewusstsein.

Werden die Basteleien später im Zimmer aufgehängt, können sie in den Tagen danach zur Kurzaktivierung verwendet werden.

Erinnerungsalben

Erinnerungsalben sind normalen Fotoalben sehr ähnlich, enthalten jedoch mehr erklärenden Text und sind chronologisch um die wichtigsten Ereignisse herum aufgebaut. Sind bereits Fotoalben vorhanden, können diese mit Textergänzungen in Erinnerungsalben umfunktioniert werden.

Erinnerungsalben sind eine Möglichkeit, die Kommunikation aufrechtzuhalten, das Gedankenchaos, unter dem demente Menschen oft leiden, zu kanalisieren und die Erinnerungen an ein erfülltes Leben ins Bewusstsein zurückzurufen.

Erinnerungsalben können auch online erstellt und in Buchform gedruckt werden. Das vertraute Format eines Fotoalbums vermittelt den meisten Senioren jedoch ein heimeligeres Gefühl.

- » **BENÖTIGTES MATERIAL:** Fotoalbum, Stift und Kleber, Fotos
- » **BUDGET:** 15 €
- » **SPIELZEIT:** 10 bis 30 Minuten
- » **VORBEREITUNGSZEIT:** einmalig ca. 1 bis 2 Stunden
- » **PERSONENANZAHL:** 1
- » **WIRKUNG:** Aktivierung des Langzeitgedächtnisses und der biografischen Erinnerungen, Reduzierung von Frust durch Gedankenchaos, Erfüllung des Nähebedürfnisses durch 1:1-Kommunikation

Durchführung:

Ähnlich wie in einem Fotoalbum werden die Fotos mit einem Begleittext zusammen eingeklebt. Der wichtigste Unterschied ist, dass der Text deutlich und groß geschrieben wird und die Fotos insgesamt eine gerade Zeitlinie durch das Leben der Person ergeben.

Wichtige Ereignisse, wichtige Personen und auch Tiere werden mit Erklärungen (wann, wer, welches Ereignis?) versehen und im Gespräch durchgegangen. Behutsam wird nachgefragt, an was sich noch erinnert wird. Kommen Erinnerungen hoch, wird sich über diese unterhalten. Vielleicht kennen Sie die Personen auch oder waren selbst bei dem Ereignis dabei. Unterhalten Sie sich über die unterschiedlichen Eindrücke.

Sind zu einem Ereignis oder einer Person keine Erinnerungen abrufbar und lassen sie sich auch nicht durch Stichpunkte reaktivieren, gehen Sie zu einem anderen Foto über. Das Erinnern soll Spaß machen und Frust abbauen, keinen neuen erschaffen.

Variationen:

Die Lebensgeschichte kann als eine Kurzgeschichte niedergeschrieben und anschließend vorgelesen werden. Dies benötigt etwas an Vorarbeit und nicht allen liegt das Schreiben, sodass Sie davon eventuell absehen möchten.

Der Vorteil ist, dass damit vorhandene Fotoalben verwendet werden können. Sie können durchgeblättert werden, während vorgelesen wird.

Festtagsbasteleien

Zu Weihnachten, Ostern, Frühlings- oder Herbstbeginn kann mit jenen Senioren, die gerne basteln, selbst Schmuck für Fenster und Türen, Tische und Regale gebastelt werden. Wichtig ist, vorher herauszufinden, ob die Person dies auch wirklich mag! Es gibt viele Menschen, die Basteln lieben, aber einigen fehlt die Geduld oder die Lust dazu.

Unterstützt werden kann das Basteln durch die Abnahme der pfriemeligsten Kleinarbeiten und durch Hilfe beim Ausschneiden. Damit angemessen unterstützt werden kann, sollte die Gruppe nicht zu groß sein.

> » **Benötigtes Material:** Tonpapier, Silberpapier, eventuell Draht, Tannenzapfen ...
> » **Budget:** 5 bis 10 €
> » **Spielzeit:** 30 Minuten
> » **Vorbereitungszeit:** ~ 5 bis 15 Minuten
> » **Personenanzahl:** 1 bis 3
> » **Wirkung:** Förderung der Motorik und der Kreativität, gibt das Gefühl, nützlich zu sein, und reduziert die innere Unruhe

Durchführung:

Je nach Anlass lässt sich vieles an Fensterschmuck oder auch Osterschmuck für Sträuße aus Zweigen basteln. Die meisten Bastelanleitungen für Kinder können auch für Senioren verwendet werden und viele Senioren erinnern sich noch daran, was sie mit ihren eigenen Kindern oder als Kinder gebastelt haben.

Sind die Bastelarbeiten fertiggestellt, schmücken Sie gemeinsam die Zimmer.

Geschenke für wichtige Personen

Demenzkranke leiden oft darunter, dass sie sich einsam und ausgeschlossen fühlen. Eine Möglichkeit, ihnen mehr Anteil an dem aktiven Leben zu geben, ist, sie Geschenke für Angehörige basteln zu lassen. Sei es zu Festtagen oder zu deren Geburtstagen.

Wir geben Ihnen hier eine einfache Anleitung, um eine Tulpe zu basteln. So kann der/die Demenzkranke den Angehörigen eine Blume zum Geburtstag schenken!

- » **Benötigtes Material:** Styropor-Ei, ein dünner Holzspieß (Schaschlikspieß, angespitzter dünner Ast...), Acrylfarbe in Grün und in einer Blütenfarbe (rot, violett, gelb, orange, blau ...), grünes Tonpapier
- » **Budget:** 5 €
- » **Spielzeit:** 30 Minuten
- » **Vorbereitungszeit:** Einkaufen der Materialien, ansonsten keine Vorbereitungszeit
- » **Personenanzahl:** 1
- » **Wirkung:** Förderung der Motorik, Zusammengehörigkeitsgefühl, gegen Einsamkeit, stärkt das Selbstwertgefühl

Durchführung:

Der Spieß wird grün angemalt und zum Trocknen in einen Becher gestellt. Anschließend werden aus dem grünen Tonpapier dünne spitze Streifen geschnitten, die die Tulpenblätter darstellen sollen.

Sobald der Spieß getrocknet ist, wird das Ei mit dem dicken Ende nach unten auf den Spieß gesteckt. Dann wird es angemalt. Sobald es getrocknet ist, wird die Form der Blütenblätter eingezeichnet (zum

Beispiel mit einem schwarzen Filzstift) und die „Blätter" werden unten am Stängel angeklebt. Fertig ist die Tulpe!

Ausmalbilder

Ausmalbilder fördern die Feinmotorik und die Konzentration. Sie können auch gut alleine zum Zeitvertreib genommen werden.

Es gibt sie in unterschiedlicher Komplexität und online sind viele kostenlose Vorlagen zum Downloaden zu finden. Speziell auf die Jugendzeit heutiger Senioren angepasste Ausmalbilder zeigen Aktivitäten aus vergangener Zeit, die die Erinnerungen wieder lebendig werden lassen. Diese sind besser geeignet als Malbücher für Kinder, da die Motive den Senioren näher sind.

- » **Benötigtes Material:** Ausmalmotive (zum Beispiel ausgedruckt), Stift
- » **Budget:** 5 €
- » **Spielzeit:** nach Belieben
- » **Vorbereitungszeit:** ~ 5 Minuten
- » **Personenanzahl:** 1
- » **Wirkung:** Training der Feinmotorik und der Kreativität, Aktivierung von Erinnerungen, Hand-Auge-Koordination

Durchführung:

Für das Ausmalen sollten Stifte zur Verfügung gestellt werden, die auch bei leichtem Druck schon deckend Pigment abgeben, aber trotzdem ein verhältnismäßig genaues „Arbeiten" zulassen. Manche Menschen orientieren sich gerne an vorhandenen Vorbildern. Für diese ist ein bereits ausgemaltes Bild als Vorlage ein guter Anhaltspunkt.

Wird stark danebengemalt, kann der Tisch mit einer Wachsdecke geschützt werden.

Tipp: Für das Ausmalen sollten trockene Medien wie gute Farbstifte mit hohem Farbabrieb, Ölpastellkreiden oder ähnliche Medien verwendet werden. Diese lassen sich besser kontrollieren und führen zu weniger Frust als beispielsweise Aquarellfarbe oder Tusche.

Variationen:

„Malen nach Zahlen" – das berühmte Malen nach Zahlen kann mit fertigen Ausmalbildern leicht selbst gestaltet werden. In alle Felder wird eine Zahl geschrieben und in einer Legende wird die Zahl einer Farbe zugeordnet. Das Praktische bei dieser Variante ist, dass weder flüssige Farben verwendet werden müssen, noch etwas dazugekauft werden muss. Die Farben, die in der Legende angegeben werden, sind auf die vorhandenen Farben abgestimmt.

Erinnerungs- und Wortspiele

Erinnerungs- und Wortspiele sind beides Spielformen, die einer Demenz entgegenwirken können. Hat die Demenz bereits eingesetzt, können sie das Fortschreiten verlangsamen. Beim Spielen muss darauf geachtet werden, dass die Mitspielenden nicht mit ihren eigenen Defiziten konfrontiert werden. Die Spiele müssen im Rahmen der geistigen Fähigkeiten bleiben und positiv animieren.

Werden demenzkranke Menschen an ihr Vergessen erinnert, führt dies zu großem Stress und dem Gefühl des Versagens. Das ist das Gegenteil von dem, was mit einem Spiel erreicht werden soll.

Eine einfache Art des Feedbacks sind kurze Fragen nach einer Spielrunde: Hat das Spiel Spaß gemacht? War es leicht? Wollen wir es wieder bzw. weiterspielen?

Biografische Geschichte erzählen

Die eigene Geschichte ist so reich und bunt, dass die meisten Menschen gerne davon erzählen. In diesem „Spiel" geht es darum, die Geschichte mehr oder weniger chronologisch erzählt zu bekommen. Dafür sollte im Vorfeld eine Liste mit Daten und wichtigen Ereignissen angefertigt werden, die gleichsam als Fahrplan durch das Leben des/der Demenzkranken führt. Die Themen, die besonders wichtig in der persönlichen Geschichte waren, werden ausführlicher besprochen.

- » **Benötigtes Material:** nur Papier für die Liste
- » **Budget:** 0 €
- » **Spielzeit:** 15 bis 30 Minuten
- » **Vorbereitungszeit:** ~ 20 Minuten
- » **Personenanzahl:** 1
- » **Wirkung:** Aktivierung des Langzeitgedächtnisses und der Erinnerungen

Durchführung:

Begonnen wird mit den Fragen nach Geburtsort und Geburtsjahr. Da sollte direkt in die ersten Erinnerungen eingehakt werden. Mögliche Fragen wären:

„Wo wurden Sie geboren? Haben Sie ältere Geschwister? Wie alt waren die Geschwister bei Ihrer Geburt? In welcher Stadt haben Sie damals gelebt? Erinnern Sie sich an das erste Haus, in dem Sie als Kind lebten?"

Anschließend wird zur Schulerfahrung übergegangen:

„Wie alt waren Sie, als Sie eingeschult wurden? Waren Sie aufgeregt? Wurde es gefeiert? Erinnern Sie sich an eine Lieblingslehrerin aus der Grundschule? Wann kamen Sie in die weiterführende Schule? Hat es Ihnen dort gefallen? Welche Art Abschluss haben Sie gemacht? Wie alt waren Sie, als Sie aus der Schule herauskamen?"

Nach den Fragen zur Schule sollten Fragen zum Kennenlernen des/der Ehegatten/Ehegattin gestellt werden, des Weiteren zum Beruf und zur Kindererziehung. Hin und wieder kann eine Frage zum damaligen Zeitgeschehen eingestreut werden.

„Wie hat der Kalte Krieg sich auf Ihr Leben ausgewirkt?"

Variationen:

Als Variation können Jahreszahlen genutzt werden, die Sie einwerfen und zu der Sie die Person erzählen lassen.

„Was haben Sie 1956 beruflich gemacht?"

„Wo haben Sie in den 70ern gelebt?"

Alte Wörter erklären

Das Erklären alter Wörter ist ein amüsantes Spiel, das ohne viel Aufwand jederzeit gespielt werden kann. Es aktiviert nicht nur den Sprachschatz, sondern auch die Erinnerungen an die Bedeutung im eigenen Leben. Wird beispielsweise das Wort „Aussteuer" erzählt, kann nachgefragt werden, aus was die eigene Aussteuer bestand, ob sie selbst genäht war, ob sie dem Ehemann gefiel und vieles mehr.

- » **BENÖTIGTES MATERIAL:** Liste mit alten Wörtern, Karteikarten oder das Spiel „Wortschätzchen"
- » **BUDGET:** 0 bis 25 €
- » **SPIELZEIT:** solange es Spaß macht
- » **VORBEREITUNGSZEIT:** ~ 0 bis 20 Minuten
- » **PERSONENANZAHL:** 1 bis 4
- » **WIRKUNG:** Aktivierung des Langzeitgedächtnisses, der Erinnerungen und der Kommunikationsfähigkeit sowie des Wortschatzes

Durchführung:

Es gibt das Spiel fertig zu erwerben, dann besteht es aus Spielkarten, die auf der einen Seite mit dem Wort, auf der anderen Seite mit der Erklärung bedruckt sind. Diese Karten sind aus simplen Karteikarten sehr leicht nachgebastelt. Was hier Mühe macht, ist das Heraussuchen der Begriffe. Im Spiel „Wortschätzchen" sind bereits 90 Worte vorgegeben. Alternativ kann eine Liste mit den Worten zusammengestellt und ausgedruckt werden. Dafür muss dem/der Spielleiter/in die Bedeutung der einzelnen Worte klar sein. Oder die Bedeutungen werden beim jeweiligen Wort dazugeschrieben.

Wird das Spiel mit Karten gespielt, zieht die Person, die an der Reihe ist, eine der Karten und erklärt das Wort. Anschließend wird die Karte umgedreht und die vorgefasste Erklärung wird laut vorgelesen. Das Spiel kann auch mit Wettbewerbscharakter gespielt werden, indem man für jede richtige Erklärung einen Punkt bekommt.

Das Spiel mit einer Liste wird von der leitenden Person gesteuert, indem sie das Wort vorliest, das erklärt werden muss. Das eignet sich gut für Menschen, die selbst nicht mehr lesen können, oder für eine ruhige Runde zu zweit.

Gegenstand und Tätigkeit

Bei diesem Spiel wird ein Gegenstand genannt und die Gruppe muss sich auf eine Tätigkeit einigen, die man damit ausführen kann. Das Wichtige daran ist, dass am Ende nur ein Begriff genannt werden darf, dem alle zustimmen. Dies stärkt die Kommunikation und es kann auch mit fitteren Senioren gespielt werden, da es zum Diskutieren und Lachen anregt.

Das Schöne ist, dass dieses Spiel keinerlei Vorbereitungszeit braucht und jederzeit und überall gespielt werden kann. Sind die Senioren noch fitter, können sie auch animiert werden, dieses Spiel in ihrer Freizeit miteinander zu spielen.

- » **BENÖTIGTES MATERIAL:** -----
- » **BUDGET:** 0 €
- » **SPIELZEIT:** nach Lust und Laune
- » **VORBEREITUNGSZEIT:** 0 Minuten
- » **PERSONENANZAHL:** 2 bis 5
- » **WIRKUNG:** Reduzierung von Einsamkeit, Förderung der Kommunikation und nebenbei Aktivierung zu den bestimmten Gegenständen

Durchführung:

Die Gruppenleitung wirft ein Substantiv in den Raum und die Gruppe muss entscheiden, was sie für ein Verb damit verbindet. Zum Beispiel wird „Brotmesser" genannt und die gesuchte Tätigkeit wäre „(Brot) schneiden". Bei „Buttermesser" wäre die gesuchte Tätigkeit hingegen „streichen".

Beispiele:

Auto – fahren

Pferd – reiten

Stift – schreiben

Buch – lesen (oder schreiben)

Herd/Topf – kochen

Badewanne – baden

Leinwand – malen

Variationen:

Das Spiel kann auch mit Tieren, Blumen, Fahrzeugen etc. und statt Verben mit Farben gespielt werden. Zum Wort „Primel" könnte darüber diskutiert werden, was die häufigste Primelfarbe ist, oder alle Farben, die den Mitspielenden dazu einfallen, werden aufgezählt.

Kurzaktivierungen

Kurzaktivierungen können und sollten im Alltag überall durchgeführt werden. Es ist die konkrete Beschäftigung mit einem Themenbereich, die durch äußeren Anstoß angeregt wird. Beispielsweise kann der nachmittägliche Kaffee zu einer kurzen Frage-Antwort-Runde rund um das Thema „Kaffee und Kuchen" genutzt werden. Oder ein Festschmuck wird zum Anlass genommen, über „Weihnachten mit der Familie" zu sprechen. Kurzaktivierungen können auch mit Aktivierungskarten durchgeführt werden, die eingesteckt und nach Zufallsprinzip gezogen werden.

Die Kurzaktivierungen geben dem Gehirn stetige Impulse, stärker zu arbeiten. Nebenbei beugen sie auch der Langeweile vor. Sie erhalten Erinnerungen und können helfen, eine gewisse Zeit lang noch etwas Autonomie zu erhalten.

- » **BENÖTIGTES MATERIAL:** -----
- » **BUDGET:** 0 €
- » **SPIELZEIT:** 5 Minuten
- » **VORBEREITUNGSZEIT:** 0 Minuten
- » **PERSONENANZAHL:** 1
- » **WIRKUNG:** fördert die Gehirntätigkeit, hält Synapsen am Leben, erhält bis zu einem gewissen Grad das Gedächtnis, hilft im frühen Stadium zu wichtigen Bereichen die Übersicht zu behalten (zum Beispiel zum Thema Frühstücken etc.)

Durchführung:

Äußere Anlässe werden aufgegriffen und gezielt kurze Fragen dazu gestellt. Bei der Kurzaktivierung geht es nicht um lange Erzählungen, sondern darum, das Thema ins Arbeitsgedächtnis zu rufen und schnell durchzugehen. Da die Kurzaktivierung im normalen Alltag integriert ist, sollte sie sich auf einige wenige Minuten beschränken.

Um sie zu erleichtern, können an strategischen Punkten wie auf dem Wohnzimmertisch oder dem Flurschrank Aktivierungskarten hinterlegt werden, von denen dann eine gezogen wird.

Was gehört in die Küche/ins Bad ...?

Dieses Spiel ist eine intensivere Aktivierung zum Wohnumfeld. Es kann ohne Materialien und ohne Vorbereitung jederzeit gespielt werden. Das Spiel kann als Gruppenspiel oder als Einzelspiel gespielt werden. Es hilft, die Räume und deren Funktionen im Kopf zu behalten und das Gedächtnis für Alltagsgegenstände zu erhalten.

Es kann in zwei Richtungen gespielt werden: Entweder wird der Raum vorgegeben und die dazugehörigen Gegenstände müssen genannt werden, oder es werden Gegenstände genannt und die Räume, in die sie gehören, müssen gesagt werden.

- » **Benötigtes Material:** -----
- » **Budget:** 0 €
- » **Spielzeit:** nach Lust und Laune
- » **Vorbereitungszeit:** 0 Minuten
- » **Personenanzahl:** 1 bis 3
- » **Wirkung:** erhält das Gedächtnis in Bezug auf die Alltagsräumlichkeiten

Durchführung:

Es wird gefragt: „Was gehört ins Badezimmer? Gehören Handtücher hinein?" Wird mit „Ja" geantwortet, wird nachgefragt: „Was gehört sonst noch ins Badezimmer?" Wird mit „Nein" oder „Weiß ich nicht" geantwortet, wird freundlich nachgefragt, womit sich abgetrocknet wird und ob man das vielleicht auch im Badezimmer brauchen könnte.

Andersherum wird beispielsweise gefragt: „Wohin gehört Seife? Gehört Seife ins Wohnzimmer?" Mit Gegenständen, die in mehrere Räume gehören, kann das Spiel etwas komplexer gestaltet werden. „Wohin gehören Vorhänge? Ins Schlafzimmer?" -> „Und in welchen anderen Raum gehören Vorhänge noch?"

Ich öffne meinen Schrank und finde ...

Das Spiel bringt eine starke Aktivierung der Vorstellungskraft. Es wird rein mündlich gespielt und kann ohne Vorbereitung jederzeit begonnen werden. Die Mitspielenden stellen sich bei diesem Spiel vor, zum Beispiel in die eigene Küche (oder die letzte eigene Küche) zu gehen und einen der Schränke zu öffnen. Dann beschreiben sie genau, was sie in diesem Schrank vorfinden. Es kann als Bonus auch der Schrank selbst beschrieben werden.

Dadurch, dass in der Vorstellung eine aktive Tätigkeit beschrieben wird (in den Raum gehen und den Schrank öffnen), ist der Zugang zu der Erinnerung leichter. Probieren Sie es selbst aus! Stellen Sie sich eine Vorstellungsaufgabe (Wie sieht die Klinke meiner Haustür aus? Welche Farbe hat meine Zahnbürste?) und versuchen Sie, den Gegenstand zu visualisieren. Anschließend bringen Sie Bewegung mit in die Vorstellung. Sie gehen die Stufen zur Haustür hoch, kramen den Schlüssel hervor, stecken ihn ins Schloss, drehen ihn, greifen nach der Türklinke – wie sieht diese aus?

- » **Benötigtes Material:** -----
- » **Budget:** 0 €
- » **Spielzeit:** nach Lust und Laune
- » **Vorbereitungszeit:** 0 Minuten
- » **Personenanzahl:** 1 bis 3
- » **Wirkung:** Aktivierung der Vorstellungskraft und der Erinnerung, stärkt die Konzentration

Durchführung:

Die Gesprächsleitung erklärt kurz das Spiel und stellt dann die erste Aufgabe: „Sie gehen in Ihre Küche, um sich einen Tee zu kochen. Sie öffnen den Küchenschrank, was finden Sie darin?"

Die Mitspielenden sollten die Anweisungen in der Ich-Form wiederholen, damit sie sie sich zeitgleich vorstellen: „Ich gehe in meine Küche. Ich möchte mir einen Tee kochen. Ich öffne den Küchenschrank und finde Tassen, Untertassen, Teller und Gläser."

Gruppenleitung: „Sie nehmen sich eine Tasse aus dem Schrank. Wie geht es weiter?"

Mitspielende: „Ich nehme mir eine Tasse aus dem Schrank und eine Untertasse. Ich öffne den Teeschrank und nehme Tee heraus."

Je fitter die Mitspielenden sind, desto mehr kann ins Detail gegangen werden. Dieses Spiel ist auch für geistig Gesunde gut geeignet, um die Visualisierung zu erlernen!

Ich packe meinen Koffer

Spiele aus Kindertagen machen auch im hohen Alter noch besonders viel Freude. „Ich packe meinen Koffer" ist ein Spiel, das das Kurzzeitgedächtnis stark fordert und auch von gesunden Kindern und Erwachsenen zur Gedächtnisstärkung eingesetzt werden kann. Bei Demenzkranken muss darauf geachtet werden, dass die Runden kleiner bleiben und am besten mit vorgegebenen Themen gearbeitet wird, damit das Spiel allen Spaß macht und nicht zu Überforderung führt.

- » **Benötigtes Material:** -----
- » **Budget:** 0 €
- » **Spielzeit:** nach Lust und Laune
- » **Vorbereitungszeit:** 0 Minuten
- » **Personenanzahl:** 2 bis 5
- » **Wirkung:** starke Förderung des Kurzzeitgedächtnisses, Reduzierung von Einsamkeit und Förderung der Kommunikation

Durchführung:

Es wird sich in einen Kreis gesetzt und das Thema wird vorgegeben. Beispielsweise soll alles für ein Picknick eingepackt werden. Die erste Person links neben der Gruppenleitung beginnt mit dem Spiel. Sie sagt: „Ich packe eine Wolldecke in meinen Picknickkorb." Die nächste Person sagt: „Ich packe eine Wolldecke und Teller in meinen Picknickkorb."

Das Spiel geht so lange weiter, bis der Korb vollgepackt ist und den Gruppenmitgliedern nichts mehr einfällt oder bis die Gruppenleitung mitbekommt, dass es zu viele Gegenstände werden und die Senioren Schwierigkeiten bekommen, sie aufzuzählen und sich die neuen zu merken. Dann wird das Spiel entweder beendet oder nach kurzer Pause mit einem neuen Thema weitergespielt.

Variationen:

Sind die Mitspielenden zum Merken nicht mehr fit genug, kann auch jede Person nur einen neuen Gegenstand nennen, ohne die davor genannten zu wiederholen. Auf diese Weise wird es zum einfachen Aktivierungsspiel zu bestimmten Themengebieten.

Was habe ich heute schon gemacht?

Das Spiel „Was habe ich heute schon gemacht?" trainiert das Kurzzeitgedächtnis und die Aufmerksamkeit. Je nachdem, wie fit die Mitspielenden sind, kann es eher vormittags oder eher nachmittags gespielt werden. Je später es ist, desto mehr ist bereits passiert und zu erinnern und desto höher ist die Trainingswirkung.

Das Spiel bietet auch Einblick in die persönliche Bedeutung der Ereignisse. Was wird erwähnt, was wird vergessen? Worüber möchte sich die Person gerne länger unterhalten?

»	**Benötigtes Material:**	-----
»	**Budget:**	0 €
»	**Spielzeit:**	ca. 5 bis 10 Minuten pro Person
»	**Vorbereitungszeit:**	0 Minuten
»	**Personenanzahl:**	1 bis 3
»	**Wirkung:**	starke Förderung des Kurzzeitgedächtnisses, Aktivierung des Alltagswortschatzes

Durchführung:

Das Spiel wird mit der Frage: „Was haben Sie heute schon gemacht? Sind Sie aufgestanden in der Früh?" eingeleitet. Dadurch, dass direkt ein Beispiel gegeben wird, fällt es leichter, in das Spiel hereinzukommen. Beim ersten Durchgang wird nur mit „Und dann? Und danach? Was haben Sie nach <...> gemacht?" nachgehakt. Anschließend kann das Gespräch vertieft werden und es können Punkte abgefragt werden, die meistens auf dem Tagesplan stehen: „Haben Sie zu Mittag gegessen? Sind Sie heute schon in den Park gegangen? Hatten Sie Besuch?" Die anderen Mitspielenden hören die Fragen bereits und können sie in ihre Erzählungen mit einbauen.

In dieser Phase kann auch weiter nachgefragt werden, um zu einer intensiveren Auseinandersetzung mit dem Tag anzuregen. Damit es für die anderen Teilnehmer/innen nicht langweilig wird, ist das Nachhaken besser im Zweiergespräch untergebracht.

Wer gehört zu meiner Familie?

Das Spiel ruft die Erinnerung an alle Familienmitglieder wach. Je nach geistiger Fitness kann dabei von der Kernfamilie (eigene Eltern, Ehemann/-frau, Kinder) gesprochen oder auf die Enkel, Tanten, Onkel, Geschwister, Nichten und Neffen ebenfalls mit eingegangen werden.

Das Spiel kann zeitlich variiert werden, indem entweder nur die Namen abgefragt werden oder auch die Beziehungen untereinander, das Alter, die Berufe, Wohnorte etc.

» **Benötigtes Material:**	-----
» **Budget:**	0 €
» **Spielzeit:**	5 bis 30 Minuten
» **Vorbereitungszeit:**	0 Minuten
» **Personenanzahl:**	1
» **Wirkung:**	Aktivierung des Langzeitgedächtnis

Durchführung:

Begonnen wird mit einer einfachen Frage: „Wer gehört zu Ihrer Familie?" Anschließend wird das mit Folgefragen vertieft, je nachdem, wie ausführlich die Person antwortet. Ist die demenzkranke Person noch etwas fitter, kann das Spiel auch erschwert werden, indem Fragen wie „Gibt es Vornamen mit einem E in der Familie?" gestellt werden. Oder umgedreht: „Welche Personen haben kein A in ihrem Namen?"

Auch die Familienstruktur kann komplexer beleuchtet werden. Statt einfachen Fragen wie „Wer sind alles Ihre Nichten?" kann gefragt werden: „Wenn Josephine Ihre Nichte ist und Arnold Ihr Neffe von einer anderen Schwester – was sind Josephine und Arnold dann füreinander?"

Gerät die befragte Person ins Erzählen über die einzelnen Familienmitglieder, sollte man sie machen lassen und ruhig zuhören.

Eventuell kann man ein Fotoalbum zur Hilfe nehmen, sich die Familienmitglieder darin zeigen lassen und die Geschichten noch vertiefen.

Alle meine Pfleger

Ähnlich wie das Familienmitgliederspiel ist „Alle meine Pfleger". Bei diesem Spiel geht es darum, die Unterschiede zwischen den Pflegekräften herauszuarbeiten und was die einzelnen der demenzkranken Person bedeuten. Je mehr Affinität besteht, desto länger sollte über die jeweilige Pflegekraft gesprochen werden.

Dieses Spiel ist nicht nur schön, da die meisten Menschen gerne positiv über ihre Mitmenschen sprechen und sich dabei gut fühlen, es ist auch im Alltag nützlich zu wissen, wer wen besonders mag und in wessen Gegenwart sich jemand gut fühlt.

Die Unterhaltung regt die Kommunikationsfreude an, macht Spaß und hilft gegen Einsamkeit.

- » **Benötigtes Material:** -----
- » **Budget:** 0 €
- » **Spielzeit:** nach Lust und Laune
- » **Vorbereitungszeit:** 0 Minuten
- » **Personenanzahl:** 1
- » **Wirkung:** Förderung der Kommunikation und der Erinnerung

Durchführung:

Das Spiel kann aus dem Alltag heraus gestartet werden, wenn eine Interaktion mit einer Pflegekraft beobachtet wurde. Es sollte erst mal nur allgemein nach der Pflegekraft und anschließend nach den restlichen Kräften der Station gefragt werden. Lassen Sie ein offenes Gespräch zu, versuchen Sie jedoch, es in positiven Bahnen zu halten. Wird über eine Pflegekraft negativ gesprochen, sollten Sie die Kritik nicht abwürgen, aber die Bewohner auch nicht in ein Jammern hineingleiten lassen. Leiten Sie das Gespräch sanft zu einer beliebteren Person über.

Wichtig:

Werden Kritikpunkte angesprochen, die nichts mit persönlichen Vorlieben oder Abneigungen zu tun haben, sollten diese natürlich evaluiert werden.

Liederraten

Lieder zu erraten macht vielen Menschen großen Spaß. Es kann auf unterschiedliche Weise gespielt werden und benötigt als Material lediglich ein Gerät zum Musik-Abspielen. Viele ältere Menschen haben in der Schule häufig singen müssen und erinnern sich noch immer an komplette Liedtexte. Da Lieder anders abgespeichert werden als sonstige Erinnerungen, kann es sein, dass sich auch schwer demente Patient/innen plötzlich wieder an Bruchstücke, Refrains oder gar ganze Lieder erinnern.

Das gemeinsame Singen entspannt und schafft Gemeinschaftssinn.

- » **Benötigtes Material:** Handy oder CD-Spieler
- » **Budget:** 0 €
- » **Spielzeit:** nach Lust und Laune
- » **Vorbereitungszeit:** 15 Minuten
- » **Personenanzahl:** 2 bis 5
- » **Wirkung:** Aktivierung der Erinnerungen des Langzeitgedächtnisses, Interaktion und Förderung der Kommunikation

Durchführung:

Ein Lied wird gesummt, der Refrain gesungen oder mit dem Handy/CD-Spieler die ersten Takte angespielt. Wird es nicht erraten, können weitere Zeilen gespielt/gesungen werden oder vom Summen auf Singen übergegangen werden. Wenn das Lied erraten wurde, wird es abgespielt und dazu von allen gesungen.

Bei diesem Spiel sollten die Gruppenmitglieder reihum die Chance bekommen, ein weiteres Lied zu erraten. So können alle mit ihrem Wissen glänzen und die schnelleren Teilnehmer drängen sich nicht in den Vordergrund. Von einem Wettbewerbscharakter sollte abgesehen werden, da die Musik Spaß machen soll – ohne Verlierer.

Gerüche /Geschmack erkennen

Gerüche sind mit unserem Unterbewusstsein direkt verbunden (mehr dazu unter 7.1 Bewegungsspiele – Aromaspaziergang). Wenn die geistige Fähigkeit nachlässt und auch die Möglichkeit, zu kommunizieren, bleibt trotzdem der Zugang über die Sinneseindrücke. Bei diesem Spiel geht es um Geschmack und Geruch verschiedener Gewürze oder Speisen mit einem Hauptgewürz.

Ob Vanillekipferl, Zimtsterne, Kakao oder Pfeffermakrele – sie alle haben gemeinsam, dass sie intensiv genug schmecken, um auch mit nachlassendem Geschmackssinn noch erkannt werden zu können. Aromatische Küchenkräuter oder ätherische Öle mit bekannten Geruchsrichtungen riechen ebenfalls stark genug für dieses Spiel.

Auch ein schönes Spiel für Blinde oder Sehbehinderte!

- » **Benötigtes Material:** Speisen mit intensivem Gewürz, frische Küchenkräuter oder ätherische Öle & Taschentücher
- » **Budget:** ca. 5 bis 10 €
- » **Spielzeit:** ca. 15 Minuten
- » **Vorbereitungszeit:** ca. 20 Minuten
- » **Personenanzahl:** 1 bis 4
- » **Wirkung:** Aktivierung der Geruchs- und Geschmackserinnerungen und der Sinne, Wohlgenuss

Durchführung:

Die in Häppchen geschnittenen Speisen oder Kräuter werden berochen und gekostet. Dann wird geraten, welches Gewürz vorherrschend ist, und anschließend darüber gesprochen, was für Erinnerungen es auslöst. Gerade bei Speisen mit Zimt oder Vanille werden es vielfach Erinnerungen an die Weihnachtszeit sein. Diese positiven Erinnerungen können vertieft werden, indem gezielt nachgefragt wird. So manche Hausfrau wird noch ihre Lieblingsrezepte im Kopf haben und diese teilen wollen!

Beim Arbeiten mit ätherischen Ölen sollten diese auf Taschentücher oder dergleichen aufgeträufelt werden. Dann werden die Tücher zum Riechen gegeben. Sind die Mitspielenden noch fit genug, kann auch darüber gesprochen werden, was die Gerüche an Gefühlen und Eindrücken auslösen.

Variationen:

Dieses Spiel kann man schön mit dem gemeinsamen Backen verbinden. Die Aromen müssen erschmeckt und bestimmt werden. Anschließend wird gefragt, ob sie in den Kuchen oder die Kekse hineinsollen. Bei Keksen kann der Teig in mehrere Teile geteilt werden und jeder bekommt einen anderen Geschmack. Variiert werden kann zum Beispiel mit Rumaroma, Vanille, Orangeat, Zimt oder Kardamom.

Gedichte und Lieder aus der Schulzeit den Kindern und Enkeln beibringen

Jeder Mensch gibt gerne den eigenen Erfahrungsschatz und das eigene Wissen weiter. Senioren sind da keine Ausnahme! Kehrt sich mit zunehmendem geistigen Verfall das Verhältnis um, kann das Selbstbewusstsein darunter leiden. Einfache Abhilfe schafft es, wenn Sie selbst sich von Ihrem/Ihrer Angehörigen etwas beibringen lassen, was er/sie noch kann.

Lieder und Gedichte wurden früher in viel höherem Maße in der Schule gelehrt und auswendig gelernt. In dieser Sparte gibt es so einiges, was Ihre älteren Angehörigen Ihnen beibringen können. Lassen Sie sich (vielleicht gemeinsam mit Ihren eigenen Kindern?) die Lieder einer vergangenen Zeit lehren.

- » **Benötigtes Material:** eventuell CD-Player oder Handy
- » **Budget:** 0 €
- » **Spielzeit:** ca. 15 Minuten
- » **Vorbereitungszeit:** 0 Minuten
- » **Personenanzahl:** 2 bis 3
- » **Wirkung:** Aktivierung der Erinnerung an die Liedtexte, Kommunikationsfähigkeit und Selbstbewusstsein werden gestärkt

Durchführung:

Fragen Sie nach Liedern oder Gedichten aus der Schulzeit Ihrer/Ihres Angehörigen und bitten Sie darum, es vorgetragen zu bekommen. Läuft das mit dem Lied oder Gedicht gut, fragen Sie, ob Interesse besteht, es Ihnen beizubringen. Und dann heißt es nur noch, selbst ein gelehriger Schüler zu sein!

3 Begriffe = ein Wort

Drei Begriffe werden vorgegeben und die Summe der Gemeinsamkeiten ist der Oberbegriff, der genannt werden soll. Dieses Spiel stärkt die Flexibilität im Kopf, aktiviert den Wortschatz und bringt Struktur ins Denken.

Das Spiel ist je nach genannten Begriffen schwieriger oder sehr leicht zu gestalten und damit für die meisten Leute geeignet. Es benötigt kaum Vorbereitungszeit und keine Materialien.

- » **Benötigtes Material:** nichts oder Zettel und Stift oder gebastelte Karten
- » **Budget:** 0 €
- » **Spielzeit:** ca. 10 Minuten
- » **Vorbereitungszeit:** ca. 0 bis 10 Minuten
- » **Personenanzahl:** 1 bis 4
- » **Wirkung:** trainiert den Wortschatz und die Flexibilität im Denken

Durchführung:

Das Spiel kann mündlich gespielt werden oder mit ausgeteilten Listen oder mit Spielkarten. Wird es mündlich gespielt, werden die drei Begriffe genannt und der Oberbegriff muss gefunden werden. Diese Art des Spiels benötigt etwas Kreativität von der Gruppenleitung, aber dafür keine Vorbereitungszeit und keine Materialien.

Bei einem Spiel mit einer Liste kann es entweder eine zentrale Liste geben, die vorgelesen wird. Das erleichtert der Gruppenleitung das Spiel. Oder es wird an jedes Gruppenmitglied eine Liste ausgeteilt, auf die dann die Antwort geschrieben wird. Damit kann ein kleiner Wettbewerb veranstaltet werden: Wer die meisten Oberbegriffe gefunden hat, bekommt einen kleinen Preis.

Bei einem Spiel mit Karten wird reihum eine Karte gezogen und der Oberbegriff muss der ganzen Gruppe gesagt werden, ehe die Karte umgedreht wird.

Beispiele:

saftig, reif, süß -> Obst

Kirsche, Pfirsich, Pflaume -> Obst oder Steinobst

Hammer, Meißel, Schraubenzieher -> Werkzeug

Diamant, Rubin, Smaragd -> Edelstein

nass, Eis, trinkbar -> Wasser

Aktivitäten chronologisch zuordnen

Viele Alltagsaktivitäten lassen sich in immer wiederkehrende Bestandteile einteilen. Bei diesem Spiel geht es darum, diese Bestandteile in eine chronologisch sinnvolle Reihenfolge zu bringen. So muss sich vor dem Baden erst einmal ausgezogen werden, das Einseifen passiert nach dem Nassmachen und abgetrocknet wird sich ganz am Ende.

Durch das Wachrufen der Reihenfolge werden die für den unbewussten Alltag genutzten Erinnerungen aktiviert. Das Spiel kann mit kleinen Zetteln oder mündlich mithilfe einer Tafel oder eines Plakats gespielt werden.

Damit die Menge an aufgesplitteten Aktivitäten nicht zu groß sein muss, sollte das Spiel mit einer kleineren Anzahl von Personen gespielt werden.

- » **Benötigtes Material:** Zettelchen oder Tafel beziehungsweise Plakat
- » **Budget:** 0 bis 1 €
- » **Spielzeit:** ca. 15 Minuten
- » **Vorbereitungszeit:** ca. 30 Minuten
- » **Personenanzahl:** 1 bis 3
- » **Wirkung:** trainiert die Erinnerung an Alltagsdinge

Durchführung:

Zu einer Tätigkeit werden die Untertätigkeiten in vermischter Reihenfolge an die Tafel geschrieben oder es werden die Zettelchen ausgeteilt, auf denen einzeln die Untertätigkeiten stehen.

Zum Beispiel bekommt eine Person fünf Zettel zum Thema „Tee kochen": „Teebeutel in die Tasse hängen, Teebeutel entfernen, Tasse aus dem Schrank holen, heißes Wasser in die Tasse gießen, ziehen lassen".

Diese Zettel müssen nun in die richtige Reihenfolge gebracht werden. Anschließend kann kurz darüber gesprochen werden.

Beispiele:

Morgenaktivitäten: „waschen, anziehen, Frühstück machen"

Haarpflege: „nass machen, schamponieren, ausspülen, föhnen"

Spaziergang: „Schuhe anziehen, hinausgehen, hereinkommen, Schuhe ausziehen"

Sonntagskaffee: „Kaffee kochen, Tisch decken, Kaffee trinken, Tisch abdecken"

Variationen:

Als Variation können Gegenstände, Tiere oder Fahrzeuge der Größe nach geordnet werden. Dies regt die bildliche Vorstellungskraft an. Bei nachlassenden Fähigkeiten ist es durch deutliche Unterschiede leichter zu gestalten.

Beispiele:

Tiere: „Maus", „Hund", „Elefant"

Gebäude: „Zelt", „Haus", „Wolkenkratzer"

Auch alle weiteren möglichen Abstufungen können eingesetzt werden. Beispielsweise das Alter der Familienangehörigen, die Reihenfolge der eigenen Wohnorte et cetera.

In der einfachsten Form werden Zettel in unterschiedlichen Größen ausgegeben und diese müssen in eine Reihenfolge gebracht werden.

Märchenraten

Beim Märchenraten werden bekannte Märchen in wenigen Sätzen zusammengefasst und die Zusammenfassung wird vorgelesen. Das Spiel kann als Gemeinschaftsspiel gespielt werden, bei dem zusammen gerätselt wird, oder mit kleinem Wettbewerbscharakter mit vergebenen Punkten an die Person, die das gesuchte Märchen als Erstes errät.

Märchen sind oftmals die ersten Geschichten, die uns als Kinder erzählt wurden. Sie sind tief im Langzeitgedächtnis gespeichert, wurden erst erzählt und vorgelesen, dann selbst gelesen. Oft wurde Lesen und Schreiben mit ihnen geübt, später wurde dann den eigenen Kindern und Enkeln aus Märchenbüchern vorgelesen.

- » **Benötigtes Material:** -----
- » **Budget:** 0 €
- » **Spielzeit:** ca. 30 Minuten
- » **Vorbereitungszeit:** ca. 1 Stunde
- » **Personenanzahl:** 1 bis 5
- » **Wirkung:** aktiviert die Erinnerung, regt zum Erzählen an, stärkt die Kommunikation

Durchführung:

Im Vorfeld wird eine Liste mit Märchen erstellt, die jeweils eine kurze Zusammenfassung bekommen. In den Zusammenfassungen muss darauf geachtet werden, noch nicht den Titel zu verraten. Zum Beispiel sollte bei „Hänsel und Gretel" nur von „den Kindern" die Rede sein. Ob dieses Spiel den Gruppenmitgliedern genügend Spaß macht, kann mit den untenstehenden Beispielen überprüft werden, ehe eine eigene Liste angelegt wird. Im Internet finden sich zu vielen Rätseln Kurzzusammenfassungen.

Beispiele:

„Drei Tiere bauen sich Häuser. Eines baut ein Haus aus Stroh, das zweite aus Holz und das dritte aus Stein. Der böse Wolf greift die Häuser an. Die ersten beiden Häuser kann er umpusten, bei dem Haus aus Stein hat er keinen Erfolg."
(Die drei kleinen Schweinchen)

„Eine Prinzessin wird von ihrer Stiefmutter gehasst. Sie flüchtet in den tiefen Wald. Dort trifft sie eine Gruppe kleiner Männer, bei denen sie leben darf. Irgendwann wird sie gefunden und von der Stiefmutter vergiftet. Ein Prinz rettet sie."
(Schneewittchen)

„Eine Familie ist bitterarm. Als die Eltern nicht mehr wissen, wie sie sich ernähren sollen, setzen sie ihre Kinder im Wald aus. Einmal finden sie zurück, beim zweiten Mal nicht. Sie kommen an ein Lebkuchenhaus, in dem eine böse Hexe lebt, die sie gefangen nimmt. Sie töten die Hexe und kehren zum Vater zurück."
(Hänsel und Gretel)

„Ein kleines Mädchen mit bunter Kappe ging durch einen Wald zur Großmutter. Sie wollte ihr Kuchen bringen und auch Blumen. Doch der böse Wolf fraß die Großmutter. Dann legte er sich in ihr Bett und narrte das Mädchen, indem er die Großmutter nachspielte. Er fraß auch das Kind. Ein Jäger fand den Wolf, schnitt ihm den Bauch auf und rettete die Großmutter und ihre Enkelin. Der Wolf wurde ertränkt."
(Rotkäppchen und der böse Wolf)

Variationen:

Das Spiel funktioniert auch mit Filmen, Liedern oder mit Büchern. Die Voraussetzung ist, dass die Stücke so eindrucksvoll waren, dass sie anhand von Zusammenfassungen erraten werden können. Am besten verwendet man allgemein bekannte Klassiker dafür wie „Romeo und Julia", „Sissy – Schicksalsjahre einer Kaiserin" und Ähnliches.

Ich gehe auf die Arbeit

„Ich gehe auf die Arbeit" reaktiviert Erinnerungen an längst vergangene, aber sehr vertraute Orte und Tätigkeiten. Ähnlich wie „Ich öffne meinen Schrank" spielt es mit der Imagination und verstärkt die Vorstellungskraft. Darüber hinaus ist es gut für die Orientierung. Das Spiel braucht keine Vorbereitung und keine Materialien. Der Zeiteinsatz ist flexibel und hängt von der Detailgenauigkeit ab, die abgefragt wird.

» **Benötigtes Material:**	-----
» **Budget:**	0 €
» **Spielzeit:**	ca. 10 bis 40 Minuten
» **Vorbereitungszeit:**	-----
» **Personenanzahl:**	1
» **Wirkung:**	aktiviert die Erinnerung, regt zum Erzählen an, stärkt die Orientierung

Durchführung:

Durchführung: Als leichter Einstieg wird nach dem Berufsleben oder nach anderen Tätigkeiten gefragt, die regelmäßig außer Haus ausgeführt werden wie einkaufen, Kinder abholen, Freunde besuchen, Hobbys nachgehen, mit dem Hund in den Wald gehen ... Dann wird gezielt nachgefragt, wo die Tätigkeit ausgeübt wurde und wie man dahin gekommen ist. Natürlich lässt sich das Spiel auch in die umgekehrte Richtung spielen: von der Arbeit nach Hause. Das Wichtigste ist, dass sehr vertraute Wege ausgewählt werden, die Hunderte von Malen gefahren wurden.

Beispiel für einen Gesprächsbeginn:

„Stellen Sie sich vor, Sie gehen zur Arbeit. Sie treten aus der Haustür. Was machen Sie jetzt?"

„Ich steige ins Auto ein."

„In welche Richtung fahren Sie?"

„Ich fahre nach links Richtung Hauptstraße."

„Fällt Ihnen etwas Besonderes auf, was Ihnen an Ihrer Straße immer gut gefallen hat?"

„Frau Schmidt hat immer so schöne Geranien."

„Wenn Sie die Hauptstraße erreicht haben, in welche Richtung fahren Sie dann?"

Puzzles

Puzzles sind eine beliebte geistige Herausforderung für Groß und Klein. Puzzeln aktiviert und fordert beide Gehirnhälften und verbessert das Kurzzeitgedächtnis. Beim Vergleichen der Teile wird die linke Gehirnhälfte verwendet. Die Übersicht über das Motiv und die Auswertung der Farben übernimmt die rechte Gehirnhälfte. Je komplexer ein Puzzle ist, desto stärker werden daneben das Durchhaltevermögen und die Fähigkeit, etwas strukturiert anzugehen, trainiert. Die Teile zu greifen und zu drehen, um sie richtig einzupassen, erhöht die Feinmotorik. Für einen gesunden Erwachsenen ist der letzte Punkt nicht von großer Bedeutung, ein Demenzkranker kann davon jedoch sehr profitieren.

Menschen empfinden eine innere Befriedigung, wenn sie etwas sortieren und richtig einordnen können. Puzzeln fördert daher die Ausschüttung von Dopamin, einem anregenden Hormon, das Zufriedenheit auslöst. Puzzeln macht glücklich! Daneben wirkt es stressreduzierend und entspannend.

Puzzeln ist als Gehirnjogging so effektiv, dass es das Auftreten von Demenz und Alzheimer verzögern und ihren Verlauf verlangsamen kann. Entsprechend gibt es diverse Puzzlespiele für diese Menschengruppe auf dem Markt. Damit das Puzzeln Spaß macht und nicht zu überfordernd ist, sind diese besonderen Puzzles aus dickem Karton und mit nur wenigen Teilen angefertigt.

paß gemacht? War es leicht? Wollen wir es wieder bzw. weiterspielen?

Fotopuzzles

Fotopuzzles sind mit eigenen Fotos bedruckt und können ab einer Größe von ca. 24 Teilen bestellt werden. Sie eignen sich für Demenzkranke in früheren Stadien und können ein angenehmer Weg sein, Erinnerungen aufrechtzuhalten. Durch das Puzzeln wird sich sehr intensiv mit dem Motiv beschäftigt. Zeigt das Puzzle Motive aus dem eigenen Leben, können daraus spielerisch Aktivierungsgespräche abgeleitet werden.

- » **Benötigtes Material:** Puzzle, Tisch mit Sitzgelegenheit
- » **Budget:** 10 bis 40 €
- » **Spielzeit:** abhängig von der Konzentration
- » **Vorbereitungszeit:** Lieferzeit der Puzzles beträgt in der Regel einige Tage bis drei Wochen
- » **Personenanzahl:** 1
- » **Wirkung:** Aktivierung beider Gehirnhälften, Training für das Kurzzeitgedächtnis, die Feinmotorik, das Durchhaltevermögen und die biografische Erinnerung

Durchführung:

Um das Fotopuzzle bestellen zu können, müssen Sie das Motiv digitalisieren. Dafür scannen Sie das Foto am besten ein. Anschließend können Sie das Puzzle ganz bequem und unkompliziert online ordern.

Bei Fotopuzzles ist die Wahl des Motivs das Wichtigste. Je nach Motiv bieten sich eine Reihe von Aktivierungsfragen an, die während des Puzzelns gestellt werden können. Oder der/die Patient/in wird dazu animiert, von sich aus Geschichten zu erzählen, die ihm/ihr zu dem Motiv einfallen.

Da Fotopuzzles eine gewisse geistige Qualität voraussetzen, können die Fragen etwas komplexer sein als beispielsweise beim Großpuzzle.

Zeigt das Puzzle beispielsweise ein Familienbild, könnten die Fragen so aussehen:

„Wer ist das? Wie sind Sie mit ihr verwandt?"

„Wer sind Ihre Kinder und wie heißen sie? Was machen sie heute beruflich?"

„Wissen Sie noch, wie Ihr Familienhund hieß? Was hat er am liebsten gemacht?"

„Wie alt war Ihr Jüngster auf dem Foto? Ist er da noch zur Schule gegangen?"

„Wo haben Sie sich da fotografieren lassen? War es eine professionelle Aufnahme?"

„Haben Sie diesen Schal/Mantel/die Hose häufig oder nur für das Foto getragen?"

„Haben Sie Enkel? Wie alt sind sie?"

Wichtig ist, dass die Fragen das Puzzeln begleiten und nicht stören. Es soll Spaß machen und nicht zu einem Verhör werden. Daher ist die Absprache darüber wichtig und auch das Feingefühl, wann es genug der Worte ist und die Person in Ruhe weiterpuzzeln möchte.

Großpuzzles

Großpuzzles haben nur sechs bis 13 Teile und sind aus besonders stabilem Karton hergestellt. Die Teile sind auch etwas dicker, so lassen sie sich leicht greifen und eignen sich auch bei eingeschränkter Feinmotorik. Sie sind auf Menschen mit fortgeschrittener Demenz ausgerichtet. Die Motive sind sehr einfach gehalten: eine einzelne Blüte, eine Kaffeetasse, einfaches Werkzeug. Diese Motive aktivieren Erinnerungen und sind an die Lebenserfahrungen älterer Menschen in unserer Gesellschaft angepasst.

Durch das Erzählen der Erinnerungen und die Beantwortung der Fragen wird der Wortschatz mittrainiert und erhalten.

- » **Benötigtes Material:** Puzzle, Tisch mit Sitzgelegenheit
- » **Budget:** ca. 15 bis 25 € (oft mehrere Puzzles in einem Karton)
- » **Spielzeit:** abhängig von der Konzentration
- » **Vorbereitungszeit:** < 5 Minuten
- » **Personenanzahl:** 1
- » **Wirkung:** Aktivierung beider Gehirnhälften, Training für das Kurzzeitgedächtnis, die Feinmotorik und die Erinnerung sowie für den Wortschatz und die visuelle Wahrnehmung

Durchführung:

Die Wahl des Motivs sollte das Leben der Person mit einbeziehen. Blüten und Blumen, Tiermotive, Berufsmotive und Landschaften sind sehr individuell mit Erinnerungen belegt. Eine Person, die nie einen Hund hatte, wird von einem Motiv mit Schraubenschlüsseln oder einer Kaffeetasse mehr profitieren als von einem Hundebild. Jemand, der viel wandern war und gern vom Urlaub in den Bergen erzählt, wird mit einem Bild aus den Bergen besonders profitieren, da es vielfältige Erinnerungen anregt. Wenn Sie den Patienten/die Patientin persönlich nicht gut kennen, sollten Sie sich vorher von der Person selbst oder von Angehörigen Inspiration einholen.

Besonders schön sind Motive aus dem Alltag, die eine Vielzahl von Fragen zulassen und für fast alle Menschen eine Bedeutung haben. Zum Beispiel ein Kaffee- oder Teegeschirr, zu dem unter anderem folgende Fragen gestellt werden könnten:

„Wie trinken Sie Ihren Kaffee am liebsten?"

„Wie trinkt Ihr Mann/Ihre Frau den Kaffee?"

„Wie sah Ihr schönstes Kaffeegeschirr aus?"

„Welche Torten gab es zu festlichen Anlässen zum Kaffee?"

„Wen haben Sie besonders gerne zum Kaffee eingeladen?"

„In welchem Zimmer haben Sie den Sonntagskaffee angerichtet?"

„Sind Sie gern in ein Café gefahren? Haben Sie ein Lieblingscafé gehabt? Wo war es? Was hat Ihnen daran so gut gefallen?"

Sobald die Erinnerungen sprudeln und frei erzählt wird, können die Fragen der jeweiligen Erinnerung angepasst werden. Haken Sie interessiert nach und vertiefen Sie besonders die Themen, von denen mit großer Freude berichtet wird.

Variationen:

Die große Motivauswahl lässt viele Variationen zu. Wichtige Themengruppen sind für alle Menschen der eigene Beruf, Hobbys, Urlaub und der Alltag. Am besten wird abwechslungsreich mit allen Bereichen gearbeitet und ein Schwerpunkt auf jene gesetzt, die besonders schöne Erinnerungen hervorrufen. Jemand, der viel Stolz und Befriedigung in der eigenen Arbeit gefunden hat, wird unter Umständen lieber davon erzählen als von seinen Erinnerungen an den Urlaub. Das Wichtigste ist der Spaß bei der Sache.

Sprichwortpuzzles

Sprichwortpuzzles sind eine besondere Form der Großpuzzles. Sie zeigen ebenfalls einfache Motive und haben stabile, große Puzzleteile. Der Unterschied ist, dass jedes Motiv ein Sprichwort versinnbildlicht. Zum Beispiel wird ein Apfelbaum gezeigt und mehrere große Äpfel liegen unter dem Baum. Gesucht wird das Sprichwort: Der Apfel fällt nicht weit vom Stamm.

Diese Art von Puzzle ist kognitiv anstrengender und herausfordernder. Es trainiert den Wortschatz, die Erinnerung an die Sprichwörter und die Konzentration. Das Langzeitgedächtnis und die Kommunikationsfähigkeit werden aktiviert. Bevor es gekauft wird, sollte geprüft werden, ob die geistigen Fähigkeiten für das Spiel noch ausreichend sind.

- » **BENÖTIGTES MATERIAL:** Puzzle, Tisch mit Sitzgelegenheit
- » **BUDGET:** ca. 50 € für mehrere Puzzles in einem Karton
- » **SPIELZEIT:** abhängig von der Konzentration
- » **VORBEREITUNGSZEIT:** < 5 Minuten
- » **PERSONENANZAHL:** 1
- » **WIRKUNG:** Aktivierung beider Gehirnhälften, Training für das Langzeit- und Kurzzeitgedächtnis, die Feinmotorik und die Erinnerung sowie für den Wortschatz, die kommunikativen Fähigkeiten und die visuelle Wahrnehmung

Durchführung:

Sprichwortpuzzles können genauso verwendet werden wie Großpuzzles. Sie werden zusammengesetzt und begleitend kann ein Gespräch über das Gezeigte entsponnen werden. Ist das Bild fertig, wird das gezeigte Sprichwort erraten. Anschließend kann über das Sprichwort gesprochen werden.

„Was bedeutet es?"

„In welchen Situationen wird es verwendet?"

„Hat es schon mal jemand zu Ihnen gesagt?"

„Haben Sie es schon mal zu jemand anderem gesagt?"

„Ist es ein freundliches oder ein gemeines Sprichwort?"

„Ist es lange her, dass Sie es das letzte Mal gehört oder gelesen haben?"

Variationen:

Statt über das Sprichwort zu sprechen, kann das Puzzle auch wie ein normales Großpuzzle für ein Gespräch über die abgebildeten Gegenstände und Personen genutzt werden.

Haptische Spiele

Tastspiele eignen sich ausgezeichnet für die geistige Stimulation von Sehbehinderten. Aber auch andere Senioren haben viel Spaß daran, mit ihrem Tastsinn Aufgaben zu lösen. Die haptischen Erinnerungen sind anders abgespeichert als beispielsweise die Erinnerungen an visuelle Eindrücke. Auch wenn der Rest vom Gehirn nicht mehr so mag, die Hände erinnern sich noch!

Gegenstände aus Säckchen heraussuchen

In einem Sack, der zum Beispiel mit Murmeln, Styroporflakes oder Ähnlichem gefüllt ist, werden kleine Gegenstände versteckt, die herausgesucht werden müssen. Dabei dürfen nur die Hände eingesetzt werden.

- » **Benötigtes Material:** Säckchen oder Stoffbeutel, gleichförmiges Material zum Füllen, kleine Gegenstände (zum Beispiel eingepackte Süßigkeiten, kleine Figuren …)
- » **Budget:** ca. 5 €
- » **Spielzeit:** ca. 10 Minuten
- » **Vorbereitungszeit:** < 5 Minuten (nach Besorgung der Materialien)
- » **Personenanzahl:** 2 bis 3
- » **Wirkung:** Aktivierung des Tastsinnes und der haptischen Erinnerung

Durchführung:

Der Sack oder die Stofftasche wird mit dem Füllmaterial befüllt. Das Füllmaterial sollte sich einheitlich anfühlen und eindeutig von den anderen Gegenständen zu unterscheiden sein. Die anderen Gegenstände müssen im Füllmaterial ertastet und herausgeholt werden. Einen besonderen Anreiz kann man schaffen, wenn die herausgesuchten Gegenstände behalten werden dürfen.

Das Spiel kann einzeln oder mit einigen Personen gespielt werden. Wird es mit mehreren gespielt, wird der Sack weitergereicht, sobald ein Gegenstand gefunden wurde. Mit jeder Runde wird es schwieriger, die Sachen zu entdecken.

Variationen:

Alternativ können auch Bauklötze oder Holzscheiben in unterschiedlichen Formen in den Sack gefüllt werden. Dann werden Aufgaben gestellt wie „Suchen Sie alle Dreiecke aus dem Sack". Oder: „Finden Sie die runde Scheibe." Das ist etwas schwieriger und in den späteren Demenzstadien nicht mehr spielbar.

Fühl-Memory

Fühl-Memory funktioniert im Grunde genauso wie normales Memory, wird aber ausschließlich mit dem Tastsinn gespielt. Es ist unkompliziert selbst zu basteln oder kann in anderer Ausführung auch fertig erworben werden.

- » **Benötigtes Material:** Socken oder kleine Säckchen, deutlich unterscheidbare Gegenstände (jeweils 2 pro Sorte)
- » **Budget:** für das gekaufte Spiel ca. 25 €, selbst gebastelt unter 5 €
- » **Spielzeit:** abhängig von der Konzentration
- » **Vorbereitungszeit:** < 5 Minuten
- » **Personenanzahl:** 2 bis 3
- » **Wirkung:** Förderung des Tastsinns, Training des Kurzzeitgedächtnisses und der Konzentration

Durchführung:

In jede Socke wird ein Gegenstand gesteckt, dann werden die Socken in Reihen auf den Tisch gelegt. Reihum dürfen immer zwei in Socken steckende Gegenstände betastet werden. Es müssen die beiden gleichen Gegenstände gefunden werden, genau wie die Bildpaare beim normalen Memory. Wird ein Pärchen gefunden, legt es der/die Spielende bei sich ab.

Anders als beim Bild-Memory haben die anderen Gruppenmitglieder keinen Vorteil davon, wenn jemand einen Gegenstand bereits betastet hat. Es gewinnt, wer am Ende des Spiels am meisten Socken hat.

Alternativ dazu kann innerhalb eines vorher bestimmten Zeitraums gespielt werden, damit die Konzentration nicht überfordert wird.

Variationen:

Bei der käuflich zu erwerbenden Version besteht das Fühl-Memory aus kleinen runden Holzteilen, die auf der Unterseite verschiedene Strukturen bieten. Beispielsweise eingravierte Wellenlinien, Fell, Sandpapier und Ähnliches. Wiederum gibt es jeweils Paare, die herausgefunden werden müssen.

Diese Art des Fühl-Memorys kann ebenfalls selbst gebastelt werden. Dafür benötigen Sie Karton, ein paar unterschiedliche Strukturen (Sandpapier, Plüsch oder Samt, Jeansstoff, Leder, Papier oder Metallfolien) und Korken. Schneiden Sie den Karton in ca. tassengroße Kreise. Kleben Sie einen halben Korken auf die Oberseite, an der das Kartonstück leicht aufgehoben werden kann, und die jeweilige Struktur auf die Unterseite. Fertig ist das Fühl-Memory Marke Eigenbau.

Nüsse sortieren

Nüsse sortieren ist ein schönes Spiel für die Weihnachtszeit. Nüsse spielten in der Weihnachtszeit im letzten Jahrhundert eine wesentlich größere Rolle als heute. Sie sind daher bei vielen Menschen eng mit den positiven Eindrücken von Weihnachten verbunden.

Und nach dem Spiel kann man beisammensitzen und gemeinsam Nüsse knacken und essen.

- » **BENÖTIGTES MATERIAL:** 3 bis 4 Schüsseln, ein großes leichtes Tuch, verschiedene Nüsse
- » **BUDGET:** ca. 5 €
- » **SPIELZEIT:** ca. 20 Minuten
- » **VORBEREITUNGSZEIT:** < 5 Minuten
- » **PERSONENANZAHL:** 1
- » **WIRKUNG:** Aktivierung des Tastsinns, Aktivierung der Erinnerungen, Förderung der Kommunikation

Durchführung:

In eine Schüssel werden gemischt Walnüsse und Haselnüsse geschüttet. Als Extra können auch eingepackte kleine Süßigkeiten daruntergemischt werden. Rechts und links der Schüssel werden andere Schüsseln aufgestellt, in die die Nüsse hineinsortiert werden. Alles wird mit einem großen Tuch überdeckt. Das Tuch muss groß genug sein, dass es nicht von den Schüsseln rutschen kann.

Die demenzkranke Person greift unter dem Tuch in die Schüssel mit der Nussmischung und sortiert die Nüsse nach Sorte in die anderen Schüsseln hinein. Am Ende wird das Tuch weggezogen und die gute Arbeit gelobt. Falsch einsortierte Nüsse werden gegessen.

Variationen:

Das Spiel ist auch mit Murmeln in unterschiedlichen Größen oder Legosteinen mit verschiedenen Formen spielbar. Natürlich kann der Schwierigkeitsgrad durch komplexere Mischungen erschwert werden. In der einfachsten Spielform ist „Nüsse sortieren" noch lange spielbar.

Sonstiges

1 Domino

Domino ist ein sehr bekanntes Spiel, das mit Spielsteinen gespielt wird, ganz ohne Brett oder Würfel. Domino benötigt keine Vorbereitungszeit und ist unkompliziert. Es kann auch am Tablet gespielt werden. Der Vorteil davon ist, dass dort die Spielsteine nicht gegriffen, sondern nur angetippt werden müssen.

- » **Benötigtes Material:** Dominospiel
- » **Budget:** 5 bis 20 €
- » **Spielzeit:** ca. 30 Minuten
- » **Vorbereitungszeit:** 0 Minuten
- » **Personenanzahl:** 2 bis 4
- » **Wirkung:** fördert die Geselligkeit, hilft, Muster und Strukturen zu erkennen, kann beim späteren Ausrechnen das Kopfrechnen fördern

Durchführung:

Domino wird mit Spielsteinen gespielt, die in zwei Hälften unterteilt sind. Beide Hälften haben (meistens) unterschiedliche Augenzahlen. Zu Beginn des Spiels erhalten bis drei Mitspieler jede Person sieben Steine. Bei vier Leuten bekommt jede Person sechs Steine. Es wird ein Startstein vom Stapel (Talon) gezogen und in die Mitte des Tischs gelegt. Reihum wird versucht, an den Stein anzulegen. Es können Seitenverbindungen gestaltet werden, die die Menge der Möglichkeiten erhöhen. Jede Person muss einen Zug machen, entweder durch Anlegen oder – sollte das nicht möglich sein – durch Ziehen eines neuen Steins. Wer zuerst alle Steine losgeworden ist, bekommt 5 Pluspunkte.

Domino wird über mehrere, vorher festgelegte Runden gespielt. Eine Runde endet, wenn entweder nur noch zwei Steine im Talon sind und ein

Spieler ziehen müsste oder wenn ein Spieler alle Steine ablegen konnte. Alle Spieler, die noch Steine auf der Hand haben, müssen die Augenzahlen zusammenzählen und als Minuspunkte eintragen. Am Ende aller Runden gewinnt die Person mit den wenigsten Minuspunkten.

Variationen:

Domino kann auch mit selbst gebastelten Sprichwort- oder Wortkarten gespielt werden. Dann muss mit dem Anlegen des nächsten „Steins" ein sinnvolles Sprichwort oder ein neues Wort erschaffen werden. Das Wortezusammenlegen ist etwas leichter als die mündlich gespielte Variante, die wir unter „Silben-Karten" (6.4 Würfelspiele) erklärt haben.

Teekesselchen erraten

Teekesselchen erraten kann man als gemeinsames, mündliches Spiel spielen, bei dem die Mitspielenden reihum Teekesselchen beschreiben und der Rest der Gruppe versucht, diese zu erraten. Dieses Spiel macht nicht nur großen Spaß, sondern fördert auch die Gemeinschaft.

- » **Benötigtes Material:** -----
- » **Budget:** 0 €
- » **Spielzeit:** ca. 15 bis 45 Minuten
- » **Vorbereitungszeit:** 0 Minuten
- » **Personenanzahl:** 3 bis 6
- » **Wirkung:** stärkt die Kommunikation und das Gemeinschaftsgefühl, aktiviert den Wortschatz und die Kreativität, fördert bei mehreren Runden durch das Aufstehen das Gleichgewicht

Durchführung:

Alle sitzen im Kreis oder um einen Tisch herum. Die Person links von der Gruppenleitung beginnt. Sie steht auf und beschreibt ein Teekesselchen: erst die eine Bedeutung, danach die zweite. Anschließend setzt sie sich wieder hin und die ganze Gruppe rät, was gemeint sein könnte.

Ist sich jemand unsicher, wie die Begriffe zu beschreiben sind, kann die Gruppenleitung helfend eingreifen. Das Spiel hat keinen Wettbewerbscharakter, sondern soll eine fröhliche Gemeinschaft sein.

Beispiel:

„Mein Teekesselchen ist weiß und flaumig. Wenn es auf dem Essen ist, ist das nicht gut. Mein zweites Teekesselchen hat vier Beine und wiehert." (Schimmel)

Variationen:

Die Spielleitung zeichnet die Teekesselchen an eine Tafel und lässt die Gruppe gemeinsam rätseln, welche damit gemeint sind.

Vorlesen mit Fragespiel

Vorgelesen zu bekommen ist für die meisten Menschen eine besondere Freude. In der Kindheit haben es die meisten erlebt und auch im Alter ist es schön, sich zurücklehnen und zuhören zu können. Vorlesen kann in der Gruppe zu einem Spiel werden, indem nach jedem größeren Absatz eine Frage eingeworfen wird, die richtig beantwortet werden muss. Auf diese Weise wird aufmerksamer zugehört und ganz unbemerkt die Konzentration geschult.

- » **BENÖTIGTES MATERIAL:** Märchen oder Kurzgeschichten
- » **BUDGET:** 0 € (legal online verfügbar)
- » **SPIELZEIT:** ca. 1 Stunde
- » **VORBEREITUNGSZEIT:** 5 Minuten
- » **PERSONENANZAHL:** 2 bis 6
- » **WIRKUNG:** stärkt die Konzentration, fördert den passiven Wortschatz

Durchführung:

Ein Märchen oder eine andere gut bekannte Geschichte wird ruhig vorgelesen. Nach jeder sinngemäßen Einheit wird eine Verständnisfrage gestellt. Diese Fragen können mit einer Multiple-Choice-Aufgabe auch komplexer sein. Wer die Frage zuerst richtig beantworten konnte, bekommt einen Punkt, der vermerkt wird.

Variationen:

In Großdruck können auch die Gruppenmitglieder jeweils einen Teil der Geschichte vorlesen. Das gibt ein Gefühl von Wichtigkeit und hilft dem Selbstwertgefühl.

Schlusswort

Die Diagnose Demenz ist erst einmal ein Schock – für die Angehörigen genauso wie für die betroffene Person. Bewegung und Gehirntraining sind wichtige Schlüssel, um die geistigen Fähigkeiten vor einem weiteren schnellen Verfall zu bewahren. In den meisten Fällen schreitet die Krankheit dennoch voran, nur ihr Verlauf ist langsamer. In einigen Fällen ist es möglich, den Verlauf zu stoppen und die Denkleistung wieder zu steigern. So oder so profitieren Demenzkranke immens von der Beschäftigung und vom gemeinsamen Spielen. Sie fühlen sich integrierter, sind seltener depressiv, sind länger selbstständig und körperlich fitter. Das bringt auch den Angehörigen oder den Pflegekräften eine Erleichterung. In der Pflege gibt es den Spruch: „Beschäftigen Sie den Demenzkranken nicht, wird er Sie beschäftigen." Wer zufrieden und geistig auf positive Weise ausgelastet ist, schläft besser und ist weniger aggressiv.

Nebenbei fördern die Spiele auch eine engere Bindung für die Angehörigen, die durch die Erinnerungsarbeit intensiv mit der Vergangenheit der dementen Person konfrontiert sind. Die Geschichte der eigenen Mutter oder des eigenen Vaters kennenzulernen, das kann auch für die jüngere Generation viel bringen, um die Dynamiken in den Beziehungen zu verstehen.

Vergessen Sie nicht den Spaß an der Sache. Erlauben Sie sich, beim Mitspielen auch in das Spiel einzutauchen und ebenfalls Spaß zu haben. Das überträgt sich auch auf Ihre Mitspielenden.

Seien Sie einfühlsam und bieten Sie Trost, wenn schwere Erinnerungen aufkommen. Seien Sie der Anker und die Sicherheit, nehmen Sie die demenzkranke Person bei der Hand, umarmen Sie sie und helfen Sie ihr über diese Erinnerung hinweg. Aber lachen Sie auch, wenn Ihnen etwas Witziges erzählt wird. Viele Menschen lieben es, Witze zu erzählen oder witzige Situationen zu beschreiben.

Das Wichtigste ist neben dem Training des Gehirns die Freude am Zusammensein.

Impressum

Deutschsprachige Erstausgabe Mai 2021
Copyright © 2021 Alt im Glück

ISBN 978-3-9822704-6-3

Alle Rechte vorbehalten
Nachdruck, auch auszugsweise, nicht gestattet

Covergestaltung & Buchsatz: Danileoart - www.danileoart.de

Das Werk, einschließlich seiner Teile, ist urheberrechtlich geschützt. Jede Verwertung ist ohne Zustimmung des Verlages und des Autors unzulässig. Dies gilt insbesondere für die elektronische oder sonstige Vervielfältigung, Übersetzung, Verbreitung und öffentliche Zugänglichmachung.

Daniel Völz
Tamar Mepe Str. 14
0112 Tiflis
Georgien

Redaktion: Leopold Heptner

Printed in Germany
by Amazon Distribution
GmbH, Leipzig